U0294379

唐宋醫方鉤沉

周䢒瑞署

潘华信　王　莉　编著

人民卫生出版社

图书在版编目（CIP）数据

唐宋医方钩沉/潘华信，王莉编著.—北京：人
民卫生出版社，2016
ISBN 978-7-117-22687-5

Ⅰ.①唐…　Ⅱ.①潘…　②王…　Ⅲ.①方剂—研究—
中国—唐宋时期　Ⅳ.①R289.34

中国版本图书馆 CIP 数据核字(2016)第 103952 号

| 人卫智网　www.ipmph.com | 医学教育、学术、考试、健康，购书智慧智能综合服务平台 |
| 人卫官网　www.pmph.com | 人卫官方资讯发布平台 |

唐宋医方钩沉

编　　著：潘华信　王　莉
出版发行：人民卫生出版社（中继线 010-59780011）
地　　址：北京市朝阳区潘家园南里 19 号
邮　　编：100021
E - mail：pmph @ pmph.com
购书热线：010-59787592　010-59787584　010-65264830
印　　刷：北京铭成印刷有限公司
经　　销：新华书店
开　　本：710×1000　1/16　印张：13　插页：2
字　　数：187 千字
版　　次：2016 年 7 月第 1 版　2019 年 4 月第 1 版第 2 次印刷
标准书号：ISBN 978-7-117-22687-5/R·22688
定　　价：50.00 元

打击盗版举报电话：010-59787491　E-mail：WQ @ pmph.com
（凡属印装质量问题请与本社市场营销中心联系退换）

唐宋醫方鈎沈

作者简介

潘华信

中医学者，上海中医药大学专家委员会委员。20 世纪 50 年代师从朱小南、严苍山习医，1979 年起任职上海中医药大学。崇尚唐宋医学，不拾人牙慧，戛戛独造，寻辟蹊径。提出"中医衍革六期论"（唐宋鼎盛，金元嬗变）、"宋前后不同框架、思维说"。撰《未刻本叶天士医案发微》、《评校柳选四家医案》、《管蠡集》等，《叶天士医案大全》主编，《中国医籍通考》、《中国医籍大辞典》副主编，中医杂文集《灵兰剔薜》收入《夜光杯文丛·个人专辑》。

王莉

博士，上海中医药大学副教授。师从严世芸教授，爬罗剔抉在《千金》、《外台》、《圣惠》、《圣济》间，撰《〈太平圣惠方〉甘寒法举要》、《〈太平圣惠方〉论治中风的特点和成就》、《〈太平圣惠方〉滋润治劳论》、《唐宋五脏中风探析》等论文，参编《心身医学》、《历代名医医案精选》、《内科名家严苍山学术经验集》等。

　　清、民以降，中医临床界以汪昂《医方集解》、《汤头歌诀》为指归，印定为方剂之正宗，习俗相沿，传承至今，未遑稍疑。两书取精汰芜、删繁就简，钩划了历古医方的概况，功不可没。然而，它与中医方剂的整体框架、唐宋逾万良方相较，不免挂一漏万，每令人生沧海遗珠之憾。本书我们的微衷在于发覆清、民，上窥唐宋医方之璀璨，让年轻一代有志于岐黄术业者，能知今日中医学框架之外，另有天地，更多瑰宝，这对传承和发扬祖国医学遗产，不负前贤、有助来者，想是不乏启迪和帮助的。

　　本书裒集唐代孙思邈《备急千金要方》、王焘《外台秘要》，宋代王怀隐等《太平圣惠方》、赵佶等《圣济总录》四大方书中，相关中风、时病、虚劳、咳喘等病证的重要医方资料，或不闻于今者，或隐晦其旨者，按类纂辑，立足今日临床实际，加以阐发，方虽是旧，弘之惟新，冀希恢复已被湮没了七八百年之久唐宋医方的本来面貌，提供临床新的辨证思路和治疗方药，为中医学术发展寻辟蹊径。

　　六百余年前朱丹溪在《局方发挥》中抨击《和剂局方》滥用金石香燥，管蠡之私波及整个宋代医学，香燥两字几成了宋代医学的代名词。我国自汉魏晋唐直至北宋，积累了有一千余年珍贵学验的医学巨篇——《太平圣惠方》、《圣济总录》也随之蒙难，在医界几乎销声匿迹，是我们自己，把列祖列宗沥血呕心所汇聚的无价之宝随手抛弃了。

　　《局方》是否滥用香燥？姑暂不论，有待进一步的研究和争议，而《局方》绝不能与《圣惠》、《圣济》相提并论，不能等量齐观的，前者只是当时药局数百现成丸散的配方而已，后者则是医方之总体，方数逾万，丹溪批评《局方》，殃及《圣惠》、《圣济》，株连

《千金》、《外台》，从此寂寂无声地退出了医学舞台。《千金》、《外台》、《圣济》、《圣惠》代表着宋前医学之正统，为同一框架、同一思维模式，它们的消隐，意味着传统医学框架和思维模式的倾覆。新学肇新的金元医学，其主要成就是深化了专题医学的发展，如刘河间的火热论，张从正的攻邪说，李杲的脾胃论，朱丹溪的滋阴说，但它们终究属于一时、一地、一事之学，而非医学之完整则显然可见，故有识之士如徐灵胎就有"元时号称极盛，各立门庭，徒骋私见"之讥，排黜唐宋，株守金元，其危害在于降低了中医学的整体格局，肢解了博大精深的宋前框架，敞开着后世方便医学之门户，这不免是中医学发展过程中的一大劫难和悲哀。

唐宋医方的消沉，虽与《局方》蒙垢、金元诸子新说崛起有关，但另有其他因素：北宋末年，战祸频仍，政权更迭，卷帙浩瀚的方书难以传播、保存和备检；不少医者畏繁就简，满足于师徒学验的传承，递相祖述而沿流忘源，于是金元诸子新说问世以后，大纛一举，天下翕然，有明一代蹈其余绪，深深陷入到门户医学的泥潭之中，从而造成了宋前医学黄钟毁弃的不幸局面。

今天我们重新探讨唐宋医学，不仅仅只是为了恢复历史本来面目，理顺医学发展史的脉络，更寓有深层次的医学研究和临床现实意义，它可以摆脱师徒相承的门户之偏，拓展视野，启迪思路，提高中医学与时俱进中的整体学术水平。历史上沉酣唐宋医学的典范值得我们借鉴，张璐矢志于《千金》的研究，叶桂潜心于《外台》的玩味，他们特立独行的治学风范，标格卓具的医学业绩，促进了中医学的发展，这是没有疑义的。然而，这仅仅只是个人卓识在古今医学折衷的一个体现，未能从整体格局上改变清代医学的内涵，未能高屋建瓴引导当时的医学主流摆脱金元门户之偏的渊薮。

下面试举两味最常用的中药，来说明唐宋医学与后世的不同，在比较中引起我们的深思。

与丹溪垢病《局方》滥用香燥的观念恰恰相反，唐宋医方的主要特点之一，就是重用甘寒滋润，其中以生地黄为最，它普遍应用于临床各科，奠定了养阴生津、沃焦救焚的治则，早清代叶、薛、吴、王有千年之久。如《外台》引《广济》："治天行肺热咳嗽，喉有疮，地黄汤。生地黄、玄参、芍药、柴胡、麦冬、贝母、竹叶、白蜜"；《圣惠》："治热病，心胸烦热，口干，皮肉黄，宜用生地黄煎方。生地黄汁、生栝楼根汁、生麦门冬汁、生藕汁、蜜、酥"；《圣惠》："治热病，热毒攻心，躁烦狂言，精神不定方。生地黄汁、生姜汁、薄荷汁、白蜜"；《圣济》："治伤寒后，余毒不解，心脏极热，吐血不止，蜜汁方。生藕汁、生地黄汁、恶实根汁、刺蓟根汁、蜜"等等，不复赘引。说明：一、现今认定的温病卫、气、营、血证治为清代叶桂发明的观念有违史实，名者实之宾，早在唐宋已经实际存在，上略引数例，已足资证明；二、时病用甘寒自然汁，特别是生地黄汁的大量、普遍应用，是宋前后任何历史时期所不可比拟的。另外在重证的抢救上，强调"不计时候，频频服"，已萌发有中医学发展史上从来所无的"补液"旨趣。这些甘寒养液的学术精华，或后世不载，或被后世扭曲，莘莘学子闻所未闻，于是就在无声无息的历史长河中沉沦湮没了。

地黄在宋前的临床应用，绝非今日养血益精、育阴清热之限，藉以补土健胃乃其另一端，兹略举例：如《千金》地黄散"主益气调中补绝，令人嗜食除热"，药只生地黄一味，说明其作用有二：一、除热；二、调中补绝、健胃嗜食。关于地黄健胃问题，其实《肘后》为嚆矢，《千金》循其后，而《圣惠》广其用，如《圣惠》"治劳热咳嗽，四肢无力，不能饮食"，用生地黄汁、蜜、青蒿汁三味，方中青蒿清热，白蜜养胃，而生地汁清热润肺、健胃补中，两全其美，持为主药。地黄补土健胃的学验，旁开《本经》、《别录》，是魏、晋、唐、宋的长期医疗实践中的经验积累和总结，弥足珍贵，盖张介宾《本草正》地黄补土说之先河、后世甘寒育养脾阴之源头耳。

又今咳嗽多痰，临床罕用地黄，虑其滋腻泥膈碍痰，事实上宋前医界曾广泛应用。如《外台》引《深师》"疗上气咳嗽，苏子煎方（苏子、生姜汁、白蜜、生地黄汁、杏仁）"；《外台》引许仁则治热嗽生地黄七味汤（生地黄、生姜、桑白皮、射干、干葛、紫苏、竹沥）；《外台》引《延年》"地黄麦门冬煎，主肺热兼咳方（生地黄汁、生麦门冬汁、生姜汁、酥、白蜜）"；《圣惠》"治肺脏壅热，久咳，涕唾稠黏，气促，不能食，宜服天门冬煎方（天冬、紫菀、桔梗、贝母、生地黄汁、生麦冬汁、藕汁……）"；《圣济》"治咳嗽久不已，百部煎方（生百部汁、生地黄汁、生姜汁、生百合汁、蜜、枣）"等等，类方甚多，不胜枚举，方中生地黄清热、

9

增液、润燥，甚至健胃的作用可谓一目了然，值得深思的还在于点出了滋肺润燥的奥秘，如其中《圣惠》方的适应症是"久咳，涕唾稠黏，气促"，这不免令人联想到明代喻西昌主治"痰黏气促"的清燥救肺汤了，该方用阿胶滋润，地黄与之有异曲同工之趣，而地黄先其用，清热救涸尤胜一筹。至于阿胶治嗽，《圣惠》、《圣济》在前，《圣济》"治冷嗽阿胶汤方（阿胶、五味、麻黄、陈皮、甘草、杏仁）"俱可为证，泂西昌之滥觞。

宋方润肺治嗽的机理，尚须深究，地黄汁不特润肺络之燥，亦润泽稀释胶着于肺络之燥痰，令湿润而易于咯出。现今临床把干咳、少痰、无痰列为燥咳、燥痰，这是以量定性，不符临床实际，不足征信。我们认为燥痰之辨，不在痰量之多寡，而在痰液本身水分之多少，质稀易于咳出者，虽痰量少当为饮，质稠不能咯出者虽量多亦为燥，在质不在量，如是则可以明了古人宗旨，我们形而上地以痰量为定性，论治燥咳，就在整体上把宋前学验隔绝了，令今人视古方成了雾里看花，甘润治嗽退出历史舞台，生地黄汁遂成广陵散绝，从此润肺泽燥乏术，成了纸上谈兵，事实上这当是今日临床研究慢阻肺（COPD）的一个重要药物课题。

此外，慢性咳喘而虚赢者，宋前医方每用干地黄或熟地黄，如《外台》引《删繁》虚寒肺痿喘气，用干地黄煎（干地黄、桑白皮、芎䓖、桂心、人参、大麻仁），《千金》补气虚逆方（干地黄、大枣、甘皮、干姜），《圣济》治肺虚短气，咳嗽唾脓血，不得卧，人参汤方（人参、桂、阿胶、紫菀、桑皮、熟干地黄）等等，说明虚嗽咳喘，古人惯用地黄补肾纳气，而稍稍润燥则有利燥痰之排出，是其另一层深意所寓。越数百年，有明张介宾制金水六君煎，清季《未刻本叶案》中半数虚嗽用熟地黄滋补润燥，虽能别出心裁，独持己见，然与唐宋古法相较，可谓空谷足音，流传有绪了。

近百年来在药物的研究和讨论上，附子无疑是最大的热点，现今中外论坛犹方兴未艾，问题是不少研讨局限于个人的经验积累和师徒传承，未能越出金元以还所形成的樊篱，而深入到宋前本草的学术精华。自古以来，附子温阳散寒之外，尚有"走窜"之说（《柳选四家医案·静香楼医案·首案》），至于如何"走窜"则历来未加深究，今特阐发之。案《本经》谓（附子）"破癥坚积聚、血瘕"，《别录》谓能"堕胎，坚骨节、通血脉"，《药性论》："主治九种心痛，杀三虫，主破血，通利月闭"，《日华子本草》："破痃癖癥瘕，消瘀血"。说明附子在助火祛寒之外，古本草突出了消瘀破血的主题，所谓"走窜"，本意实即在斯。宋前医方中温阳助火与抗瘀通络两大功能兼筹并顾，并行不悖。宋后偏仄，化瘀功能被淡化了，自张洁古称附子主"去脏腑之沉寒""补助阳气不足"而绝口不谈消瘀古旨后，医界奉为圭臬，明清迄今，化瘀观念湮没不闻。

废弃宋前通瘀灼见，徒持温阳散寒是无法读通宋前古方的。古人凡治重证、急证如中风、心腹痛、胸痹、历节、癥瘕常主用附子，以仲景方言，治历节用乌头汤，胸痹心痛彻背、背痛彻心用乌头赤石脂丸，肠痈聚脓用薏苡附子败酱散。其后，治疗中风，《小品》小续命汤、《千金》大续命汤俱用附子，《肘后》治心痛主乌头丸，疗卒腰痛用附子、桂心、丹皮，《深师》乌头丸主治心腹积聚剧痛，《张文仲》蜀椒丸治胸中气满、心痛引背（附子、蜀椒、半夏）等等，寻常学验，俯拾皆是，我们不能睁着双眼而不见，从而足证宋前附子治重证，是循古本草旨趣，主在"通血脉""破癥坚积聚"，通则不痛，关键在除病，我们不能按宋后对附子的认识，按洁古的偏狭之见，来审视宋前医学，而在历史认识观上铸成大错。把附子锁定在温阳散寒的牢笼里，不止是文过饰非，要害在于废弃了附子消瘀的主要功能，阉割了历史，从本质言是对历史的犯罪。按洁古之观点，则宋前重证患者，皆是阳虚阴结，试问：宋前无阴虚火旺者？倘有也无药可救？显然其论大谬，不符历史事实。从上引数则宋前医方看，诸重症皆是瘀痹为风、为痛，持附子为疏通络隧，这些学验与《本经》、《别录》、《日华子》等古本草中对附子的功能相印证，则若合符节，如出一辙。因之，古方持以通瘀，持以治病，阳虚者可用，阴虚者也可用。宋后则专主在温阳散寒，主在治体，罔视治病，这是附子的古今不同观念。"读古今书""空世俗见"，这是摆在每一个真正有志于振兴中医学同志面前的一条崎岖的道路，惟有逾越过金元的丘壑，才能抵达"深山大泽，实生龙蛇"的唐宋医学境界。地黄和附子是两把钥匙，藉以来叩开唐宋医学的大门，沟通古今，剖析疑义，立足于一个更深厚坚实的医学基石上，来面对现实，开拓未来。

唐宋医学的探索和研究，是一项重大工程，需要学者和青年的努力和献身，我们这里只是打开唐宋宫殿的一扇小窗，一隙微明，让阳光能够在隙缝中照耀到它的某个角落，让一二件珍宝能在蒙尘已久的昏黢中闪烁它美丽的光焰。

这本小册子的第一个读者和第一个相知者，是年轻编辑陈东枢兄，"人之相知，贵相知心"，知我者当谓我心忧，也知我们的冀希和求索，寂寞中疏怠的我们是在他的支持和鼓励下，才将此蒇事的，谨向东枢兄感谢和致以敬意。

乙未秋日

潘华信　王　莉

-1

自序

清、民以降，中医临床界以汪昂《医方集解》《汤頭歌诀》为指归，即定为方剂之正宗，习俗相沿，传承至今，未遑稍疑。两书取精汰芜、删繁就简，钩划了西古医方的概况，功不可没。然而，它与中医方剂之整体框架、唐宋逾万良方相较，不免挂一漏万，每令人生沧海遗珠之憾。本书我们的微衷在于发覆清、民，上窥唐宋医方之璀璨，让年轻一代有志于岐黄术业者，能知当今中医学框架之外，另有天地，更多瑰宝，这对传承和发扬祖国医学遗产，不负前贤，有助来者，想是不无启迪和帮助的。

本书汇集唐·孙思邈《备急千金要方》、王焘《外台秘要》、宋·王怀隐等《太平圣惠方》、赵佶等《圣济总录》四大方书中，相关中風、时病、虚劳、咳喘等病证的重要医方资料，且大抵不闻于今者，按类纂辑，立足今日临床實际，加以阐发，方虽是旧，弘之唯新，冀希恢复已被湮没了七、八百年之久唐宋医方的本来面貌，提供临床新的辨证思路和治疗方药，为中医学术发展寻辟蹊径。

六百余年前朱丹溪在《局方发挥》中抨击《和剂局方》滥用金石香燥，管蠡之私波及整个宋代医学，香燥两字几成了宋代医学的代名詞，我国自汉、魏、晋、唐直至北宋，积累了有一千余年珍贵经验的医学巨篇——《太平圣惠方》、《圣济总录》七陷于蒙难，在医界几乎销声匿迹，是我们自己，把列祖列宗毕生心血所凝聚的无价之宝随手抛弃了。

《局方》是否滥用香燥？姑置不论，有待进一步的研究和争议。而《局方》绝不能与《圣惠》、《圣济》相提并论的，不能等量齐观的，前者只是当时药局数百现成丸散的配方而已，后者则是医方之总体，方齐诸方，丹溪批评《局方》，殃及《圣惠》、《圣济》，株连《千金》、《外台》，从此庥乎无声地退出了医学舞台。《千金》、《外台》、《圣惠》、《圣济》代表着宋前医学之正统，属同一框架，同一思维模式，它们的消隐，意味着统传医方框架和思维模式的倾覆。新学肇兴的金元医学，其主要成就是深化了专题医学的发展，如刘河间的热论，张从正的攻邪说，李杲的脾胃论，朱丹溪的滋阴说，但它们究竟属于一时、一地、一事之学，而非医学之完整则显然可见，故有识之士如徐灵胎斥有"无时无刻极感，各立门庭，随逞私见"之谈，排黜唐宋，株守金元，其危害在于隐伏了中医学的整体格局，肢解了博大精深的宋前框架，敞开着后世方候医学之门户，这不免是中医学发展过程中的一大劫难与悲哀。

　　唐宋医方的消沉，虽与《局方》蒙讹、金元诸子新说崛起相关，但另有其它因素：北宋连年，战祸频仍，政权更迭，卷帙浩瀚的方书难以传播、保存和备检；不少医者喜繁恶简，端赖于师徒密验的传承，递相祖述而沿流忘源。于是金元诸子新说问世以后，大纛一举，天下翕然，有明一代踵其余绪，深之陷入到门户医学的泥潭之中，遂而造成了宋前医学黄钟毁弃的不幸局面。

　　今天我们重新探讨唐宋医学，不仅仅只是为了恢复历史本来面目，理顺医学发展史的脉络，更富有深层次的医学研究和临床现实意义，可以摆脱师徒相承的门户之偏，拓展视野，启迪思路，提高中医学与时俱进中的整体学术水平。历史上的 ~~璀西甘唐宋医学~~ 要范值得我们借鉴，张璐矢志于《千金》的研究，叶桂 ~~醉心~~ 得益于《外台》的探索，他们特立独行的治学风范，标榜卓具的医学业绩，促进了中医学的发展，这是不容忽视的。然而，这仅仅只是在今医学折衷的一个体现，未能从整体格局上改变清代医学的沉沦，未能引导建构引导当时的医学主流摆脱金元门户的羁绊。

　　下面我试举两味最常用的中药，来说说唐宋医学与后世的不同，在此程中引起我们的深思和警示。

　　与丹溪 ~~病垢~~ 诟病《局方》滥用香燥的观念恰之相反，唐宋医方的主要特点之一就是善用甘寒滋润，其中生地黄尤著，它普遍应用于临床各科，奠定了养阴生津、滋阴救焚的治则，早清代叶、薛、吴、至有千年之久，如《外台》引《广济》："治天行肺热咳嗽，喉有疮，地黄汤。生地黄、玄参、芍药、柴胡、麦冬、贝母、竹叶、白蜜"；《圣惠》："治热病，心胸烦热，口干，皮肉黄，宜用生地黄煎方。生地黄汁、生栝蒌根汁、生麦门冬汁、生藕汁、蜜、酥"；《圣惠》："治热病，热毒攻心，躁烦狂言，精神不定方。生地黄汁、生姜汁、芍药汁、白蜜"；《圣济》："治伤寒后，余毒不解，心膈极热，吐血不止，蜜汁方。生藕汁、生地黄汁、生栝蒌根汁、刺蓟根汁、蜜"等，不烦赘引。说明：一．现今认定的温病卫、气、营、血证治肇叶桂等的观念有违史实，名书实之宾，早在唐代已经实际存在，上略引数例，已足资证明；二．时病用甘寒鲜汁，特别是生地黄汁的大量、普遍运用，是宋前后任何历史时期所不可比拟的，另外在重症的挽救上，强调"不计时候，频频服"，已萌芽有中医学展史上从来所无的"补液"启题。这些甘寒鲜汁的学术精萃，或后世不载，或被后世扭曲，等之学子闻所未闻，于是就在无声无息的历史长河中沉沦湮没了。

地黄在宋前的临床运广，绝非今日养阴滋精、育阴清热之限，藉心补土健胃为其另一端，差略举例说明：如《

千金》地黄散"主咳气调中补络，令人嗜食除热"，药只生地黄一味，道里说明其作用有二：一、除热；二、调中补络、健胃嗜食。关于地黄健胃问题，其实《肘后》已先论及，《千金》循袭其后，而《圣惠》广其用，如《圣惠》"治热咳嗽，四肢无力，不能饮食"，用生地黄汁、蜜、青蒿汁三味，方中青蒿清热，白蜜养胃，而生地黄汁清热润肺、健胃补中，两全其美，特为主药。地黄补土健胃的学验，肇开《本经》《别录》，是晋、魏、晋、唐、宋的长期临床实践中的经验积累和总结，弥足珍贵。盖张介宾《本草正》地黄补土说之先河，后世甘寒育养脾阴说之源头乎。

又今咳嗽多痰，临床罕用地黄，虑其滋腻泥膈碍痰，手实上宋前临床罕更广泛应用。如《外台》引《深师》"疗上气咳嗽，苏子煎方（苏子、生姜汁、白蜜、生地黄汁、杏仁）"；《外台》引许仁则治热咳嗽生地黄七味饮（生地黄、生姜、桑白皮、射干、干葛、紫菀、竹沥）；《外台》引《近效》"地黄麦冬煎，主肺热毒咳方（生地黄汁、生麦冬汁、生姜汁、酥、白蜜）"；《圣惠》"治肺脏壅热，久咳，涕唾稠粘，气促，不能食，宜服天门冬煎方（天冬、紫菀、桔梗、贝母、生地黄汁、生麦冬汁、藕汁……）"；《圣惠》"治咳嗽久不已，百部煎方（生百部汁、生地黄汁、生姜汁、

-6

生百合汁、蜜、枣）”等等，类方甚多，不胜枚举，方中生地黄清热、增液、润燥，甚至健胃的作用，可谓一目了然，值得深思的还在于点出了滋肺润燥的奥秘，如其中《圣惠》方的适应证是“久咳，涕唾稠粘，气促”，这不免令人联想到明代喻西昌主治“痰粘气促”的名方清燥救肺汤了，该方用阿胶滋润，地黄与之有异曲同工之妙，而地黄先其用，清热救阴尤胜一筹。至于阿胶治嗽，《圣惠》、《圣济》在前，《圣济》治咳嗽阿胶汤方（阿胶、五味、麻黄、陈皮、甘草、杏仁）”俱可为证，润西昌之滥觞乎。

宋方润肺治嗽的机理，尚须深究，地黄汁不特润肺络之燥，亦润降稀释胶着于肺络之燥痰，令湿润而易于咯出。现今临床把干咳、少痰、无痰列为燥咳、燥痰，这是以量定性，不符临床实际，不足征信的。我们认为燥痰之辨，不在痰量之多寡，而在痰液本身水分之多少，质稀易于咳出者，虽痰量少者为饮，质稠不能咯出者虽量多亦为燥，在质不在量，如是则可以明了古人宗旨。我们形而上地以痰量的定性论治燥咳，就在整体上把宋前学说全隔绝了，令今人视古方成了寒虫影化。~~秦金元以还，遑论生地汁入药配方，迄今鲜生地亦未贮备应用了，致使传统特色，学者传承思绪，又何从谈起呢？~~ 甘润治嗽退出历史舞台，生地黄汁遂成广陵散绝，这也是今日临床研究慢阻肺（COPD）的一个重要药物课题。就此润肺除燥全术

此外，慢性咳喘而虚羸者，宋前诸方每用干地黄或熟地黄，如《外台》引《删繁》虚寒肺痿喘气，用干地黄煎（干地黄、桑白皮、芎䓖、桂心、人参、大麻仁），《千金

—7

》补气虚逆方（干地黄、大枣、甘皮、干姜），《圣济》治肺虚短气，喘嗽唾脓血，不内外，人参汤方（人参、桂、阿胶、紫苑、桑皮、熟干地黄）等之，说以虚嗽喘，古人惯用地黄补肾纳气，而精之润燥则有利燥痰之排出，是其另一层深意所寓。越数百年，有旺张介宾制金水六君煎，清季《本刻本药案》本羊教虚嗽用熟地黄滋补润燥，虽能别出心裁，独持己见，然与唐宋古方相较，可谓空谷足音，流传有绪了。

　　此百年来药物的研究和讨论上，附子无疑是最大的热点，现今中外论坛仍方兴未艾，问题是不少研讨局限于个人的经验钱累和师锋传承，未能越出金元以还所形成的樊篱，而深入迨宋前本草的学术精等。自古以来，附子温阳救脱之外，尚有"走窜"之说。至于如何"走窜"仙历来未加深究，今特阐发之。案《本经》谓（附子）破癥坚积聚、血瘕"，《别录》谓能"堕胎，肾骨劳、通血脉"，《药性论》："主治九种心痛，杀三虫，主破血，通利月闭"，《日華子本草》："破痃癖癥瘕，宿痰血"。说以附子在助火祛寒之外，古本草突出了消瘀破血的主题，所谓"走窜"，本意实即在斯。宋前医方中温阳助火与抗瘀通络两大功能堇等并盻，并行不悖。宋后偏反，化瘀功能被淡化了，自张洁古称附子"去脏腑之沉寒""补助阳气不足"，而继口不读治疗古后后，皆畏附为蛇蝎，历清迄今，化瘀观念湮没不闻。

废弃宋前通瘀灼见，径视温阳散寒是无以读通宋前古方的。古人凡治坚证，急证如中风、心腹痛、胸痹、历节、癥瘕等皆主用附子，以从仲景方言，治历节用乌头汤，胸痹心痛彻背、背痛彻心用乌头赤石脂丸，腹痛胁胀用薏苡附子败酱散。其后，治疗中风，《小品》小续命汤、《千金》大续命汤俱用附子，《肘后》治心痛主乌头丸，疗卒腰痛用附子、桂心、丹皮，《深师》乌头丸主治心腹积聚剧痛，《张文仲》蜀椒丸治胸中气满、心痛引背等之，率皆学验，俯拾皆是。足证宋前附子治坚证，是循古本草旨趣，主在"通血脉""破癥坚积聚"，通则不痛，关键在除病，我们不能按宋后对附子的认识，按洁古的偏狭之见，来审视宋前医学，而在历史认识观上铸成大错。把附子锁定在温阳散寒的牢笼里，不止是文过饰非，要害在于废弃了附子治疗的主要功能，阉割了历史，从本质言是对历史的犯罪。按洁古之观点，则宋前凡坚证患者，皆是阳虚阴结，请问：宋前无阴虚水旺者？倘有也只能等死？显然其论大谬，不符历史事实。从上引数则宋前诸方看，诸坚证皆是癥瘕灼凡

-8

、头痛，特附子的疏通经隧，这些学说与《本经》、《别录》、《日华子》等古本草中对附子的功能相印证，则若合符节，如出一辙。因之，古方特以治痹，特以治痛，阳虚者可用，阴虚者也可用。宋后则专主在温阳散寒，主在治体，而忽视治痛，这是附子的古今不同观念。"读古今书"、"空世俗见"，这是摆在每一个真正有志于振兴中医学同志面前的一条崎岖的道路，惟有越过金元的迷雾，才能抵达"深山大泽，实生龙蛇"的唐宋医学境界。地黄和附子是两把钥匙，藉以由来叩开唐宋医学的大门，沟通古今，剖析疑义，立足于一个更深厚坚实的医学基石上，来面对现实，开拓未来。

唐宋医学的探索和研究，是一项重大工程，需要学者和青年的努力和献身。我们这里只是打开唐宋宫殿的一扇小窗，一隙微光，让阳光能够在隙缝中照耀到它的某个角落，让一、二件珍宝能在蒙尘已久的昏黯中闪烁它的美丽的光焰。

我们这本小册子的第一个读者和第一个相知者，是年轻编辑陈东枢兄，"人之相知，贵相知心"，知我者谓我心忧，也知我们的冀希，寂寞中踽行的我们是在他的支持和鼓励下，才能出版的。谨向东枢兄感谢和致以敬意。

乙未秋日

强林纸品16K书写文稿纸500格

凡例

一、本书蒐采《千金》、《外台》、《圣惠》、《圣济》中风门、时病、虚劳、咳喘四大病症中重要医方资料，或切具临床价值而被湮没，后世不传，或后世虽有流传，而旨趣不合古意，或传承宋后，被后代医家命名鸣世者，皆一一恢复历史之真，重展唐宋医学之辉煌。

二、为保持唐宋医方本来面目计，本书所列医方，凡适应证、功效、药味分量（其中犀角、虎骨之属已禁用）、服法等一仍其旧，供学者参考，医者临床斟酌。

三、古病证名与今日病证互有出入，不能尽合，如风门各条未必即是今日中风病证，虚劳门中又多现今实证概念，均不可模糊意会、对号入座。

四、本书以方药为主，间有重要意义论述者亦复采入，如时病中之古医经《阴阳大论》、华佗论、王叔和论，《经心录》、《小品》论等，资料珍贵，极具学术研究价值，又如《外台》引《删繁》五脏劳论，提出劳者补子说，更后世罕论，故皆一并纂集。

目录

第一篇

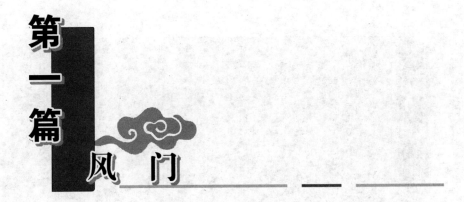

风　门

新民晚报　E-mail:hxg@wxjt.com.cn　24小时读者热线:962288

稿花杯

两块废弃了的石碑

潘华信

大约是二十来年前的往事了，我在邻省僻静的村落里见到过两块倒塌了的石碑，一块在余姚某乡的溪水旁，一块在洞庭西山的太湖边。同样的埋没沉重，撑风沐雨，襟额赤裸，然而经历了数百年风霜雨雪的侵蚀，字形已凝损漶漫，经过仔细辨识，碑文依稀可辨，凤湖代朝远对地殿，上面碑额的心扶正重，然后下面的碑石，想当年一定是十分风光的，而今却寂寞无声了。

我素有嗜古之癖，午见了溪边的一块后，便发了呆，左看右看，横看竖看，围着石碑转，不意我的举止引起了村童的好奇和兴致，我绕碑转转，他围我转，以为来了个不太正常的陌生人，然后，一个村妇伶着大捅衣服，倒在石碑上，紧揿溪水，熟练地用木棍鍪打了起来。前清封建制度的残渣余孽，现在那作为公家搓衣板，总算也是物尽其用了。洞庭西山的那一块记得气派更大，面对着浩淼的太湖，倾记在景色绝佳处，时间一久，自然而然地被游人坐在屁股底下，成了观景石凳。我们是文明古国，二三百年前倾废了的封建并不算什么

的，摆不上台面的，然而，换一种思路想想，不免自己有点吃惊。倘使这两块石碑是倒塌在韩国的大正，也许偶然跌宕不同了，右唯独没有一个小小的唐宋医学研究至少也应该赫赫，然而经到了唐有亏至少也应该保存下来，下面大题小做，仿照韩、安善地保存下来，名之曰××祠堂，上面树什么×印记，让我们在这方面是下过力气的，以不导今天这个辉煌的时代。

念馆，或作会凤此而喻为公园，造纪念，花木扶疏，曲径含然，在彼邦则是理所当然的。

散人业医，对上述两块日碑的倾颓，讲到底不过是一时的感怀兴叹几句而已，但对我国医学史上唐宋医学的底蕴，当作婆衣般是坚菱建安，痛贵心肝的，博大精深的无价之宝，被束权威轻飘飘的一句话"这一时期没有什么显者的发展"《《中国医学史略》》而打入了冷宫，寄语年经一代，研究医学不能只吃现成的大锅饭，要持立劢行，游得寂寞，坐冷板凳，走自己的道路，在这方

面，学者范行准先生；泰沛然先生，尚志约诸公主为我们作出了表率，树立了榜样，现今风行激荡波，骚热调，婴恭潮，成立各种名医工水，是浪潮，成立各种名医学研究，这当然也是需要的，然而倾国之久，数十所中医高等院校之多，计以数百的唐未医学研究究竟未免于理有亏乎？至少也应该大题小做，仿照韩、安善地保存下来，那个印记，让我们在这方面是下过力气的，以不导今天这个辉煌的时代。

清原谅我允许表达的话，如果一句表心而表达的话，王羲之的《礼待中《丧乱》《送况》等诸法帖，不是重门门的藏在我国的博物馆及日本京都的博物馆，作为希世珍品的国宝老汉会不屑一顾地拨开它，荒的的奇汉生它会珍视伸手给敌它它多边的塑料的可乐空瓶子。市翁毕竟要我们吓吓真心话，在此就是实话实说了。

提 示

一、古人所称证名与今日临床病名不能对号入座，不可简单参照，以风门言尤为复杂，除心、脑血管疾病外，运动神经系统病变、感染性以及自身免疫性疾病，似皆相关联，可资治疗之参考，故本书于证名，一仍旧体，沿袭古称，责在学者立足今日临床斟酌参考耳。

二、本书所载方药分量、炮制、煎法俱按原书文字，以保持古书原貌而与今日用法、用量已相间。

三、乌头、麻黄、桂枝、附子、细辛、羌活、独活等辛温药物之实际作用，当重新认识、研究和评价，决非局限于历来习俗相沿之"祛风"两字，祛风亦远未能解释汉唐以还藉治种种急重顽疴之机理，仲景乌头汤治历节风，晋唐续命汤治中风，岂辛热祛外风可以尽赅之，学而不思则罔，惟好学深思之士玩味耳。读唐宋方，考诸《神农本草经》，验之今日实验室研究结果，对照临床实际疗效，可见古方辛味旨趣，一以辛散祛风，一以入络通里，千年以还宣扬祛风，而废弃通络，是以偏概全，蒙昧古方之症结耳。

四、初唐孙思邈改良古方续命汤，合入寒凉之味，在先导后世平肝息风法的确立，在中风治疗衍革史上的承先启后的作用等，皆功绩非凡，不可等闲视之，金元以还，不读《千金》，湮没其旨，是毁弃黄钟。

五、宋人治风已恒定《千金》格局，辛药之余，佐入寒凉，与古方续命汤颇相径庭。

大续命汤(一)　治大风经藏，奄忽不能言，四肢垂曳，皮肉痛痒不自知方。

独活　麻黄各三两　芎劳　防风　当归　葛根　生姜　桂心各一两
茯苓　附子　细辛　甘草各一两

右十二味，㕮咀，以水一斗二升，煮取四升，分五服，老小半之。若初得病便自大汗者，减麻黄，不汗者依方；上气者，加吴茱萸二两、厚朴一两；干呕者，倍加附子一两；哕者，加橘皮一两；若胸中吸吸少气者，加大枣十二枚；心下惊悸者，加茯苓一两；若热者，可除生姜，加葛根。初得风未须加减，便且作三剂，停四五日以后，更候视病虚实平论之，行汤行针，依穴灸之。

《备急千金要方·卷第八》

【按】续命者驱风除病延续生命之谓。古治中风主以辛刚燥热之味，与金元后治风专重平肝息风、清热豁痰，判若两证，机理何在？发人深思。按中风一证，自王安道提出：因于风者，真中风也；因于火、因于气、因于湿者，类中风而非中风也（《医经溯洄·中风辨》）之说，后世翕然相从，皆从肝风痰火辨治，缪希雍主内虚暗风，叶桂主阳化内风，其论其治，迄今学术界、临床界一统天下，未持异议，废弃唐宋古方而不用矣，岂古人中风全属外风真中，后人则胥为内风类中；古人发病全在西北高寒地区，后人则恒定于东南之域；古人体质全属阳虚外寒，后人陡变为阴虚内热，宁有其理致哉！因思古人数百年之治病思想值得探讨而再认识，古人治风之宝贵学验须加以重视借鉴，而不可一味盲从金元后诸说，自囿于门户之中。

大续命汤(二)　治肝厉风，卒然喑哑，依古法用大小续命二汤，通治五脏偏枯贼风方。

麻黄八两　石膏四两　桂心　干姜　芎劳各二两　当归　黄芩各一两
杏仁七十枚　荆沥一升

右九味，㕮咀，以水一斗，先煮麻黄两沸，掠去沫，下诸药煮取四升，去滓，又下荆沥煮数沸，分四服。能言未差，后服小续命汤。旧无荆沥，今增之，效如神。《千金翼》有甘草。

《备急千金要方·卷第八》

【按】本方实即《深师》、《胡洽》、《集验》、《肘后》等所载西州续命汤。说明：一、大、小、西州三方为通治五脏偏枯之专方；

二，三方用药，按证随时加减，见热象者，可去附子，加入石膏、黄芩、荆沥等寒凉之味。又竹沥、荆沥辈今人专作豁痰，古方则持以清热，盖古今用法之不同也，然麻、桂、姜等治风主药则不变。

小续命汤^(一) 治卒中风欲死，身体缓急，口目不正，舌强不能语，奄奄忽忽，神情闷乱，诸风服之皆验，不令人虚方。

麻黄　防己《崔氏》《外台》不用防己　人参　黄芩　桂心　甘草　芍药　芎䓖　杏仁各一两　附子一枚　防风一两半　生姜五两

右十二味，㕮咀，以水一斗二升，先煮麻黄三沸，去沫，内诸药煮取三升，分三服，甚良，不差，更合三四剂，必佳，取汗随人风轻重虚实也。有人脚弱，服此方至六七剂得差。有风疹家天阴节变，辄合服之，可以防喑。一本云：恍惚者，加茯神、远志；如骨节烦疼，本有热者，去附子，倍芍药。《小品》、《千金翼》同；深师、《古今录验》有白术，不用杏仁；《救急》无芎䓖、杏仁，止十味；《延年》无防风。

《备急千金要方·卷第八》

小续命汤^(二) 治中风冒昧，不知痛处，拘急不得转侧，四肢缓急，遗矢便利，此与大续命汤同，偏宜产后失血并老小人方。

麻黄　桂心　甘草各二两　生姜五两　人参　芎䓖　白术　附子防己　芍药　黄芩各一两　防风一两半

右十二味㕮咀，以水一斗二升，煮取三升，分三服。《古今录验》无桂，名续命汤；胡洽、《千金翼》同。

《备急千金要方·卷第八》

治风历年岁，或歌或哭大笑，言语无所不及，宜服**小续命汤方**^(三)。

麻黄三两　人参　桂心　白术各二两　芍药　甘草　防己　黄芩芎䓖　当归各一两

右十味，㕮咀，以水一斗二升，煮取三升，分三服，日三，覆取汗。

《备急千金要方·卷第八》

【按】《千金要方》出小续命汤者三，麻、参、芍、芎、甘相同，而杏仁、防风、附子、生姜、当归间稍有出入，属古人不同治验，思邈加以总结、录存。与大续命汤不同者，益入人参补虚耳，宜虚人风病所用，故思邈称："偏宜产后失血并老小人方"。

《古今录验》疗卒中风，身体直，角弓反张，口噤，**西州续命汤方**⁽一⁾。

麻黄去节 干姜各三两 附子一两，炮 防风 桂心 白术 人参 芎劳 当归 甘草炙，各一两 杏仁四十枚，去皮尖及两仁，碎

右十一味，切，以水九升，煮取三升，未食分再服，覆令汗出。文仲同。出第一卷中。

《外台秘要方·卷第十四》

【按】《古今录验》西州续命汤之组成与小续命汤并无明显区别，辛味为主，益气健脾、养血活血佐之。谅当时西州多风病，而用小续命汤，传诸后世，遂有西州之冠，两者一也。

《古今录验》**西州续命汤**⁽二⁾，疗中风痱，身体不自收，口不能语，冒昧不识人，不知痛处，但拘急中外皆痛，不得转侧，悉主之方。

麻黄六两，去节 石膏四两，碎，绵裹 桂心 当归 甘草炙，各二两 芎劳 干姜 黄芩各一两 杏仁四十枚，去皮尖两仁

右九味，切，以水一斗九升，先煮麻黄再沸，吹去沫，后下诸药，煮取四升。初服一升犹能自觉者，勿熟眠也。可卧，厚覆小小汗出，已渐渐减衣，勿复大覆，不可复服矣。前服不汗者，更服一升，汗出即愈。汗后稍稍五合一服，饮食如常。深师、胡洽、《集验》、文仲、《肘后》、《千金》同。唯忌生葱、海藻、菘菜。

《外台秘要方·卷第十四》

【按】本方西州续命汤疗中风，不用附子，增入石膏、黄芩，以症状与前稍有区别，冒昧不识人者，殆热邪蒙闭，神明无主，故持膏、芩清热泻火，因热炽而除附子，免增燥火，此其一；又风人多火者，当酌入寒凉，此其二。略有别于前西州续命汤。

西州续命汤⁽三⁾治中风痱一作入藏，身体不知自收，口不能言语，冒昧不识人，拘急背痛，不得转侧方。

麻黄六两 石膏四两 桂心二两 甘草 芎劳 干姜 黄芩 当归各一两 杏仁三十枚

右九味咬咀，以水一斗二升，煮麻黄再沸，掠去上沫，后下诸

药煮取四升，初服一升，犹能自觉者，勿熟眠也，可卧，厚覆，小小汗出已，渐减衣，勿复大覆，可眠矣，前服不汗者，后服一升，汗后稍稍五合一服，安稳乃服，勿顿服也，汗出则愈，勿复服，饮食如常，无禁忌，勿见风。并治上气咳逆，若面目大肿，但得卧，服之大善。凡服此汤不下者，人口嘘其背，汤则下过矣。病人先患冷汗者，不可服此汤。若虚羸人，但当稍与五合为佳。有辄行此汤与产妇及羸人，喜有死者，皆为顿服三升，伤多且汤浊不清故也，但清澄而稍稍服，微取汗者，皆无害也。《胡洽方》、《古今录验》名大续命汤。

《备急千金要方·卷第八》

崔氏**小续命汤**。疗卒中风欲死，身体缓急，口目不正，舌强不能语，奄奄忽忽，神情闷乱，诸风服之皆验，不令人虚方，出《小品》。余昔任户部员外，忽婴风疹，便服此汤，三年之中，凡得四十六剂，风疾迄今不发。余曾任殿中少监，以此状说向名医，咸云此方为诸汤之最要。

麻黄去节 人参 黄芩 芍药 芎劳 甘草 炙杏仁去两仁尖皮，碎
桂心各一两 防风一两半 附子一枚大者，炮 生姜五两

右十一味，切，以水九升，煮取三升，分为三服，甚良，不瘥，合三、四剂必佳，取汗随人风轻重虚实也。有人脚弱，服此方至六、七剂得瘥。有风疹家，天阴节变辄合之，可以防喑也。忌猪肉、冷水、海藻、菘菜、生葱。《千金》有防己一两。如恍惚者加茯神、远志。若骨节烦疼，本有热者，去附子，倍芍药服之。

《外台秘要方·卷第十四》

【按】小续命汤源出《小品》，至中唐以前，为其临床应用之鼎盛时期，王焘尝与当时名医评论，"咸云此方为诸汤之最要"，可以为证。续命汤集附、麻、桂、姜、细、独等辛药之大成，为中风病证之主治法则。盖辛主开发，宣通络隧，流通气血，化滞行瘀，改善因风所致脏器缺血缺氧，有利肢体功能之恢复，是以《本经》谓麻黄"破癥坚积聚"，《别录》谓桂"能堕胎""通血脉"，《本经》谓附子"破血瘕"等，俱可为证，与今日中医临床专重辛热祛风认识者不同。

《古今录验》**小续命汤**，疗卒中风欲死，身体缓急，目不停，

舌强不能语，诸中风服之皆验，不令人虚方。

大附子—枚，炮 芍药—两 生姜五两 芎劳—两 甘草—两，炙 麻黄三两，去节 白术—两 木防己—两 防风六分 黄芩—两 桂心—两 人参—两

右十二味，㕮咀，以水一斗三升，煮取三升，分三服，甚良大善。可作三、四剂，必佳。忌猪肉、海藻、桃李、生葱、菘菜。出第十四卷中。

《外台秘要方·卷第十四》

【按】在《小品》、《崔氏》方中去杏仁，加入白术、防己。因方中有人参、白术、甘草之甘养，故又称"不令人虚"。金元前治病侧重在去邪，邪去正自安，故经有"大毒治病"之说。明清以还，风气渐移，要在甘药扶正，是以专重"调理"两字上下工夫，延续迄今，"调理"两字几为中医之代名词，将古人除病学验，随手抛弃，今人扪心自问，宁不惶恐汗颜哉？其实，本方除病，医者已考虑到正虚问题，后世四君子意，于此逐渐萌生。

治中风冒昧不知痛处，或拘急不得转侧，或四肢缓纵，遗矢便利，**小续命汤**方。

麻黄去根节，先煎，掠去沫，焙，二两 桂去粗皮，三两 防风去叉，一两半 人参 芎劳 附子炮裂，去皮脐 防己 甘草炙 白术 芍药 黄芩去黑心，各一两

右十一味，剉如麻豆，每服五钱匕，水一盏半，生姜半分切，煎至八分，去滓空心，日午夜卧各温服，要发汗，空腹并三服，如人行五里，用热生姜稀粥投之，汗出慎外风。

《圣济总录·卷第五》

【按】本方属《古今录验》、《深师》、《千金》之余绪，与《小品》、《崔氏》组成有出入，《小品》等无白术、防己，而衍杏仁。

附：古方三续命汤之不同组成（见表1、表2、表3）

表1 大续命汤

《千金》	麻黄	芎劳	当归	干姜	桂心	葛根	独活	防风	附子	细辛	甘草			
《千金》	麻黄	芎劳	当归	干姜	桂心							石膏	黄芩	杏仁	荆沥

【按】思邈沿用古方大续命汤，已见风人多热现象，遂加入诸多寒

凉之味。

表2 小续命汤

《小品》	麻黄	人参	黄芩	芍药	桂心	甘草	附子	生姜	芎䓖	防风		杏仁	
《崔氏》	麻黄	人参	黄芩	芍药	桂心	甘草	附子	生姜	芎䓖	防风		杏仁	
《古今》	麻黄	人参	黄芩	芍药	桂心	甘草	附子	生姜	芎䓖	防风	防己		白术
《深师》	麻黄	人参	黄芩	芍药	桂心	甘草	附子	生姜	芎䓖	防风	防己		白术
《救急》	麻黄	人参	黄芩	芍药	桂心	甘草	附子	生姜		防风	防己		
《延年》	麻黄	人参	黄芩	芍药	桂心	甘草	附子	生姜	芎䓖		防己	杏仁	
《千金》	麻黄	人参	黄芩	芍药	桂心	甘草	附子	生姜	芎䓖	防风		杏仁	
《千金》	麻黄	人参	黄芩	芍药	桂心	甘草	附子	生姜	芎䓖	防风	防己		白术
《千金》	麻黄	人参		芍药	桂心	甘草			芎䓖		防己	白术	当归
《圣济》	麻黄	人参		芍药	桂心	甘草	附子	生姜	芎䓖	防风	防己		白术

表3 西州续命汤

《古今》	麻黄	桂心	干姜	当归	芎䓖	杏仁	甘草	石膏	黄芩				
《深师》	麻黄	桂心	干姜	当归	芎䓖	杏仁	甘草	石膏	黄芩				
《胡恰》	麻黄	桂心	干姜	当归	芎䓖	杏仁	甘草	石膏	黄芩				
《集验》	麻黄	桂心	干姜	当归	芎䓖	杏仁	甘草	石膏	黄芩				
《张文仲》	麻黄	桂心	干姜	当归	芎䓖	杏仁	甘草	石膏	黄芩				
《肘后》	麻黄	桂心	干姜	当归	芎䓖	杏仁	甘草	石膏	黄芩				
《千金》	麻黄	桂心	干姜	当归	芎䓖	杏仁	甘草	石膏	黄芩				
《古今》	麻黄	桂心	干姜	当归	芎䓖	杏仁	甘草			防风	附子	人参	白术

【按】唐宋前治中风，主用大、小、西州续命诸汤，延绵七八

百年，为治风准绳。其风至金元戛然而止，刘河间、李东垣、朱丹溪各持一说，视心火、气虚、痰热等为中风症结，后世翕然相从，遂论治改观，以为中风乃心火、痰热、肝风之证，断无以火益火之理，迄今亦七八百年，医者辄以羚羊、黄芩、钩藤、竹沥辈为治风常规，与古方冰炭迥别，而视续命诸汤为砒鸩，习俗相沿，无人或稍疑焉。而诸文献则续命汤虚设，令后学持疑，不知古方之义及其所由来也。

中风为内伤杂病之第一证，续命汤历来为方书治风第一方；第一证，昧其理，第一方，废其用，宁有其理致哉?! 乃不揣庸妄，阐述如次。

《千金要方》："依古法用大小续命二汤，通治五脏偏枯贼风"。说明：一、诸续命汤为古法，非唐时发明。又《外台》称小续命汤出《小品》，则可追溯至东晋。二、续命汤为五脏偏枯中风之通治方，即中风专用方，盖治病也。三、大、小续命汤间无差别，只虚人则宜小续命汤，就列表所见，大、小、西州续命汤自古流传，各有数方，诸古方书收载亦互有出入，如《千金》所载大续命汤有石膏、黄芩、荆沥等，寒凉有逾小续命汤，足证古人"大""小"不分，治风即是续命汤，故孙氏有"大""小""通治"之论也。

三方用药大致分为四类：辛温燥热，麻黄、桂心、附子、干姜、防风、防己、独活、细辛；行血活血，芍药、芎䓖、当归；补气健脾，人参、白术、甘草；寒凉清热，石膏、黄芩、葛根、荆沥。今日视之，三方驳杂，祛风有麻黄，补益有人参，温里用附子，清热用石膏，组方宗旨何在？颇迷离费解，而惟独能于宋前流行数百年之久，为治风规范，又岂偶然哉！奥旨何在？值得深思。我们以为研讨之关键在于正确、全面认识辛温类药物之功用与治疗，麻、桂辛温发表，姜、附温里，今日临床绝无疑义，然古意则另有深入一层，除发表温经之外，辛味更擅宣通表里，疏畅络隧，行血破瘀，如《本经》谓麻黄"破癥坚积聚"，附子"破癥坚积聚、血症、寒湿痿躄"，《别录》谓桂"能堕胎""通血脉"。可证辛味作用有二：一则解表散寒，二则破瘀通脉，前者人所熟知，后者渐次淡化。由是观之，古人持辛味治风，要在藉以深入络隧，疏通血气，涤荡瘀滞，恢复人体坏死组织之血液供应，改善微循环障碍，显然，这对五脏偏枯中风的治疗而言，具有举足轻重的作用。此说非个人臆测，《本经》之外，古人间亦阐发及之，如《素问·藏气法时论》云："肾恶燥，急食辛以润之，开腠理，致津液，通气也"，辛之能润，据宣通本义也。《灵枢·决气》称："上焦开发，宣五谷味，熏肤，充身，泽毛，若雾露之溉"，化五谷为精微，滋养四肢百骸，所赖者雾露之溉之细小通道也；"雾露之溉"之由来赖上焦气化开发，而辛味入肺宣发专司是职耳。刘河间有玄府气液宣通之说，亦谓辛味开发，人体表里，无所不到。叶桂则更有辛润通络之说。前程门雪先生言及中风时，建议临床在辨证论治的同时，适当参入羌、独活、防风之类祛风药，令人诧异，肝风痰热症，何干辛燥？不知程老深意所寓，今日思之，殆亦古意耳。又以当今西医临床言之，数十年来，阿司匹林是退热镇痛、抗风湿之常用药，为欧美家庭之必备，近年治风一变，藉以抗凝血，预防心肌缺血缺氧，且已得到公认，西风东渐，比来沪上临床，亦每晚服50～75mg者比比皆是，姑不论西药机理，而其先之治感冒，其后之抗凝血，其表其里与中药辛味之解表、通络可谓有异曲同工之趣。

藉辛味通血络之佐证是，三续命汤俱用芎劳、芍药、当归行血活血之品，俾辛味疏通血络之后，由归、芎、芍加强行血化瘀之功。

用续命汤治中风，辛热耗阴劫液之弊，古人早已觉察，而辛味又不可更易，遂制之以诸寒凉之味，《古今录验》等所载西州续命汤即去附子，入石膏，孙思邈又于续命汤中合入荆沥，称"旧无荆沥，今增之"，又云"凡风服汤（诸续命汤）药，多患虚热翕翕然"，并出经验方五补丸除热，集寒凉之大成，如羚羊、天麦冬、芍药、地黄、升麻、菊花、地骨皮、石斛、黄芩、石膏、寒水石等与辛味之附子、桂心、防风、独活、干姜、生姜等组合，既辛味治风，又清热养阴，适合于体质阴虚内热之中风患者，故孙氏谆言："古人立方皆准病根冷热制之，今人临急造次，寻之即行，故多不验，所以欲用方者，先定其冷热乃可，验方用无不效也，汤酒既尔，丸散亦然，凡此风之发也，必由热盛，故有竹沥、葛汁等诸冷药焉"。此属基于治病之辨证论治，然前提是治风，治风为本；结合阴虚内热体质，酌用寒凉，但清热养阴为标，实亦叶桂所谓"益体"，治病、益体当活泼泼地互为标本，孙氏、叶氏于此各发一端耳。

此外，《千金》大、小续命汤又增入人参、白术、甘草，惟《千金》大续命汤下有"心下悸，加茯苓"，以健脾益气，疗风人之正气虚怯，耐人寻味者，该治即后世名方四君子汤，此所谓芝兰有根，醴泉有源也。

临床废止续命汤已数百年，而孙氏图标之药如羚羊、黄芩、竹沥、荆沥、石膏、菊花等却演变为后世治风大法，盖治其标而昧其本耳，辛味治风之药缺如，疗效自非复当时，读唐宋方书者当明其理，提高疗效，古为今用，福祉当代。

凡风服汤药，多患虚热翕翕然，**五补丸**除热方。

防风　人参　苁蓉　干地黄　羚羊角　麦门冬　天门冬各一两半　芍药　独活　干姜　白术　丹参　食茱萸一本云山茱萸　甘草　茯神　升麻　黄芪　甘菊花　地骨皮　五加皮　石斛　牛膝　薯蓣各三十铢　秦艽　芎䓖　生姜屑　桂心　防己　黄芩各一两　寒水石三两　附子十八铢　石膏三两

右三十二味末之，白蜜和生姜，蜜汤服如梧子大二十丸，日三，稍加至三十丸。忌油面蒜生冷酢滑豕羊鸡鱼等。

论曰：古人立方，皆准病根冷热制之，今人临急造次，寻之即用，故多不验。所以欲用方者，先定其冷热，乃可检方，用无不效也，汤酒既尔，丸散亦然。凡此风之发也，必由热盛，故有竹沥、葛汁等诸冷药焉，后之学者，不能仔细识其方意，故有兹论。具而述之，其人无密室者，不得与疗风，强人居室不密尚中风。

《备急千金要方·卷第八》

【按】本方称"凡风服汤药，多患虚热翕翕然"，是古人已体会到阴虚火旺之体及辛温增火之弊，故孙氏制五补丸除热方，集地黄、羚羊、天冬、麦冬、芍药、升麻、菊花、地骨皮、石斛、黄芩、寒水石、石膏、竹沥等，即后世所谓凉肝息风清热豁痰之治也。由是观之，真中类中之治并无鸿沟，要在临床分别寒热虚实，斟酌古方而用之，河间、东垣、丹溪、希雍、天士于中风论治各有发挥，实皆唐宋方治余绪也。近时临床治风专重肝风痰热，固有时代病证特点所据，然废弃辛温宣通，视麻桂为毒鸠，亦是一偏也。此方论为明证，唐时见风证，必用辛温燥热之祛风药如麻、桂、附、姜等，藉以辛热开泄，宣发腠理，疏通经络，流通气血，以贯注脏器，而称之为祛风药，实非祛风也，乃有利于恢复脏腑肢体之功能也，是以病者无寒热之辨，统以辛热之治，盖古人治病，非辨体也，其法自晋迄唐，一统临床，卒病者，大续命主之，集辛温之大成，病历年岁稍见热象，正气亏者，佐以人参养正，黄芩清热，即后人所谓小续命法，热盛者益以石膏清热，无论虚实寒热，麻、桂、芎、归为必用，以辛温宣发，贯通血气，有利坏死组织侧支循环之形成也。

犀角汤 治热毒流入四肢，历节肿痛方。

犀角二两　羚羊角一两　前胡　栀子仁　黄芩　射干各三两　大黄
升麻各四两　豉一升

右九味㕮咀，又水九升煮取三升，去滓，分三服。

《备急千金要方·卷第八》

【按】与前方同义，平肝清热与辛味合用。历节风与中风为二病，而治法可以假借，故仲景《金匮》合并论治之。

治积热风方

地骨皮　萎蕤　丹参　黄芪　泽泻　麦门冬各三两　清蜜一合　生
地黄汁一升　姜汁一合

右九味㕮咀，以水六升煮取二升，去滓，内地黄汁，更缓火煮，减一升，内蜜及姜汁，又煮一沸，药成，温服三合，日再。

《备急千金要方·卷第八》

【按】是清纯育养脾阴方，后世缪希雍、叶天士、吴澄俱补养脾（胃）阴名家，治方不能过此，医史家称金元前补脾好香燥，洵痴人说梦，不知思邈已有"冷补"之谓，此方又是一明证。

治腰背痛，**独活寄生汤**。夫腰背痛者，皆犹肾气虚弱，卧冷湿地，当风所得也，不时速治，喜流入脚膝，为偏枯冷痹，缓弱疼重，或腰痛挛脚重痹，宜急服此方。

独活三两　寄生《古今录验》用续断　杜仲　牛膝　细辛　秦艽　茯苓
桂心　防风　芎䓖　人参　甘草　当归　芍药　干地黄各二两

右十五味㕮咀，以水一斗煮取三升，分三服，温身勿冷也。喜虚下利者，除干地黄服汤，取蒴藋叶火燎，厚安席上，及热眠上，冷复燎之，冬月取根，春取茎熬，卧之佳，其余薄（敷）熨不及蒴藋蒸也，诸处风湿亦用此法。新产竟便患腹痛不得转动，及腰脚挛痛，不得屈伸，痹弱者，宜服此汤，除风消血也。《肘后》有附子一枚大者，无寄生人参甘草当归。

《备急千金要方·卷第八》

【按】独活寄生汤治肾虚风湿痹阻，后世方书列在痹证门中，唐代归入风门。痹证与中风为两病，而共有络道瘀阻之病机，治疗亦有相通处。本方补气行血益肾之余，重用辛药祛风，持以开发腠理，宣通气液。

《广济》疗风失音不得语方。

羌活十分　甘草炙　人参二分　大附子一枚，炮，八破　荆沥　竹沥　生地黄汁，各二升

右七味，切，诸药纳三汁中，煎取一升六合，去滓，分温二服。未瘥，四、五日更进一剂，取微利。忌热面、海藻、菘菜、猪肉、冷水、芜荑、鱼、蒜、黏食。出第一卷中。

《外台秘要方·卷第十四》

【按】本方简要，具古法治风的特点：附、羌辛通；竹沥、荆沥清热；生地化瘀；参、草养正。

《广济》疗风着口面㖞，语不多转方。

生地黄汁一升　竹沥一升　独活三两，切

右三味相和，煎取一升，顿服之。未正更进药一剂。无所忌。出第一卷中。

《外台秘要方·卷第十四》

【按】本方止三味，专治面瘫，具辛味通络、清热涤痰、行瘀存津之特点。

《延年》疗风热头痛掣动方。

防风　黄芩　升麻　芍药各二两　龙骨　石膏碎，各四两　干葛三两　竹沥二升

右八味，切，以水六升，和沥煮取二升六合，去滓，分温三服，日晚再。忌蒜、面、猪肉、油腻。

《外台秘要方·卷第十五》

【按】本方治头痛引筋脉瘈动，今日临床言之，大抵属肝阳风动、痰热为祟之类。《延年》此方，别具巧思，以防风、葛根疏透风邪，黄芩、升麻、石膏平肝清热，芍药、龙骨敛阴潜阳，竹沥涤痰清热斡旋其间，方出虽古，寓意殊新，颇合今日临床之需。

《延年》急疗偏风，膈上风热经心脏，恍惚神情，天阴心中惛惛，如醉不醉方。

淡竹沥三升，若热多用竹沥，冷多用荆沥　羚羊角二分，屑　石膏十分，碎，绵裹
茯神六分，切

右四味，以水一升，合竹沥煮取一升五合，去滓，食后欲消，分为三服，常能服之，永不畏风发。忌酢物。《经心录》、文仲同。

《外台秘要方·卷第十四》

【按】今日临床言之，此属心理障碍性疾病，素体阴虚火旺，骤受外因刺激，突发神志恍惚，故以清热平肝、涤痰安神为治，方药简当，确具实效。值得注意者两点：其一本方虽在风门中，无肢体偏枯之忧，故不用辛药，此点与续命汤类有本质之区别；其二称"天阴心中惛惛，如醉不醉"，描述心理疾病患者可谓入木三分，盖阴霾雾冥之候，神志障碍者易于发病，加入茯神，有安神定志之效。

《许仁则》疗风热未退，服汤日数未满，病后未堪服丸，宜合**薏苡人等十二味饮服之方**。

薏苡人一升　葳蕤五两　生麦门冬二两，去心　石膏八两，碎，绵裹　杏仁六两，去尖皮两仁，碎　乌梅四十枚，擘　生姜八两　生犀角屑　地骨皮各三两　人参二两　竹沥一升　白蜜二合

右药切，以水一斗煮十味，取三升，去滓，纳竹沥、白蜜搅调，细细饮之，不限冷暖，及食前后。若热多即食前冷饮，冷多即食后暖饮。如服丸药，以饮送弥佳。

《外台秘要方·卷第十四》

【按】细析本方，以药推证，当属风温湿热之邪逗留，而脾虚津亏之证已露，治疗殊费周章。本方甘酸合化，甘以养正，酸以敛液，加以寒凉清热，杜风热鸱张。尤妙在重用苡仁，祛风渗湿，俾

湿邪有出路，不与热邪相勾结，而免黏腻迁延之患。

《张文仲》疗一切风，及偏风发四肢，口目㖞戾，言语蹇涩，其汤不虚人，胜于续命汤，故录传之，特宜老人用之方。

生地黄汁　竹沥　荆沥以上三味汁，各取一升五合　羌活　防风各二两 蜀附子大者一枚，生用，去皮八、九破，重一两者有神

右六味，切，纳前三沥汁中，宽火煎取一升五合，去滓，温分二服，服别相去八、九里。风甚频服五、六剂，验不可论。特宜老小等。无问冬夏，并同服之，无忌。隔三日服一剂，至益佳。忌猪肉、芜荑。

《外台秘要方·卷第十四》

【按】本方"胜于续命汤"，指羌、防、附辛味祛风通络，具起偏枯驱贼风之效，与续命诸汤无异，而清热豁痰养阴则独擅胜场，非续命辈辛温燥热能与之相提并论也。又地黄，《本经》谓"逐血痹"，《别录》称"通血脉"，则凉血清热之余，尤能化瘀通络，有利于贼风偏枯之恢复，更宜水亏火旺老人之用。

治风头旋，上膈多痰，宜服**羚羊角散**方。

羚羊角屑一两　防风半两去芦头　枳壳三分麸炒微黄去瓤　半夏半两汤洗七遍去滑　茯神一两　白芷半两　甘草半两炙微赤剉　附子三分炮裂去皮脐　芎䓖三分

右件药，捣粗罗为散，每服三钱，以水一中盏，入生姜半分，煎至六分，去滓，不计时候温服。

《太平圣惠方·卷第二十二》

【按】此方治头旋，是后世丹溪眩运证治之源。《丹溪治法心要》："此证属痰者多，无痰则不能作眩。又有湿痰者，有火多者。"丹溪以二陈汤为主，气虚而火旺者，兼补气降火，引申经络分治，则太阳者，羌活、川芎主之，阳明者，石膏、白芷、葛根、升麻主之，其络脉渊源于此方显然可见。惟唐宋惯用附子，藉其辛窜宣通入络，后人畏其燥热增火不敢轻投耳。

附子散主中风，手臂不仁，口面㖞僻方。

附子　桂心各五两　细辛　防风　人参　干姜各六两 右六味治下筛，酒服方寸匕，日三，稍增之。

《备急千金要方·卷第八》

【按】本方专治中风，络隧痹阻，故主以附、桂、姜、辛等辛刚之味开发腠理，疏通血络，恢复病肢之血液供应，加入人参，藉以鼓动血气之流行。因无热象，故不用竹沥、羚羊、石膏等寒凉药物。《本草经疏》云"中风未有不因阴虚痰热所致"，所言甚是，然阳虚痰滞中风者亦屡见非鲜，本方即是一例，关键是金元以还临床对附、桂、麻、辛等辄局限于温阳气，散风寒来认识，未能从《本经》通血络，破癥瘕意旨理会，未免功亏一篑，致后世经义泯灭，王道沦落，不复知附、桂治风之意趣也。

论曰：人不能用心谨慎遂得风病，半身不随，言语不正，庶事皆废，此为猥退病。得者不出十年，宜用此方，差后仍须将慎。不得用未病之前，当须绝于思虑，省于言语，为于无事，乃可永愈。若还同俗类名利是务，财色为心者，幸勿苦事医药，徒劳为疗耳。宜于此善以意推之。凡人忽中生风，皆须依此次第用汤，即得愈也，学者仔细寻思明然可见。

凡初得风，四肢不收，心神愦。目懵（疑懞，不明义），眼不识人，言不出口。凡中风多由热起，服药当须慎酒面、羊肉、生菜、冷食、猪、鱼、鸡、牛、马肉、蒜，乃可差。得患即服此**竹沥汤方**。

竹沥二升　生姜汁三合　生葛汁一升

右三味，相和温暖分三服，平旦日晡夜各一服，服讫若觉四体有异似好，以次进后方。

麻黄去节　防风各一两半　杏仁四十枚去皮尖及双仁　羚羊角二两屑　生姜四两切　生葛汁五合一云地黄汁　竹沥一升　石膏六两绵裹　芎䓖　防己　附子炮去皮　芍药　黄芩　人参　桂心　甘草炙各一两

右一十六味，㕮咀，以水七升，煮取一半，乃下沥汁煮取二升七合，分温三服，五日更服一剂，频进三剂，慎如上法。渐觉稍损，次进后方。

麻黄去节　防风　升麻　桂心　芎䓖　独活　羚羊角屑各二两　竹沥二升　防己一两

右九味，㕮咀，以水四升并沥，煮取三升，分三服，两日进一剂，频进三剂。若手足冷者加生姜五两、白术二两。若未除，次进后方。

麻黄_{去节} 芍药 防风_{各一两半} 羚羊角_{屑二两} 生姜_{二两切} 附子_{炮三分去皮} 石膏_{二两碎} 防己 黄芩 芎䓖 白术 人参 独活 升麻 桂心 甘草_{炙各一两} 竹沥_{一升}

右一十七味，㕮咀，以水八升，煮减半，下沥煮取二升半，分三服，相去如人行十里，再服。有气加橘皮、牛膝、五加皮各一两。若除退讫，可常将服后煮散方。

防风 独活 秦艽 黄芪 芍药 人参 茯神 白术 芎䓖 山茱萸 薯蓣 桂心 天门冬_{去心} 麦门冬_{去心} 厚朴_炙 升麻 丹参 羚羊角_屑 五加皮 防己 牛膝 石斛 地骨皮 甘草_{炙各四两} 麻黄_{去节} 附子_{炮去皮} 远志_{去心} 橘皮_{各三两} 生姜_{二两切} 甘菊花 薏苡仁_{各二升} 石膏_研 干地黄_{各六两}

右三十三味，捣筛为散，每煮以水三升内散三两，煮取一升，绵滤去滓，顿服之，日别一服。若觉心下烦热，以竹沥代水煮之。

千金有黄芩、槟榔、藁本、杜仲、犀角，无山茱萸、薯蓣、甘菊、麦门冬、附子。

凡患风人多热宜服**荆沥**方。

荆沥 竹沥 生姜汁_{各五合}

右三味，相和温为一服，每日旦服煮散，午后当服此荆沥，常作此将息。

论曰：夫得风之时，则依此次第疗之，不可违越。若不依此，当失机要，性命必危。

《千金翼方·卷第十七》

【按】本段是孙思邈博览群籍，沉酣临床，沥血呕心所总结出的中风论治规律，存旧痕迹，耀新观点，示古今论治不同之关键转折，具划时代之创新历史意义，幸勿等闲视之。

在病因方面，摒弃外感风邪之旧说，强调摄养不当"不能用心谨慎"而导致中风，主张未病之前当须绝于思虑，省于言语，为于无为；病机方面，提出"中风多由热起""风人多热"之内热说，为后世心火、痰热、肝风等论之先导，与前人外受风寒论说迥然有别；治疗则标本兼顾，辛热通络，活血行瘀，寒凉清热，甘药养正诸法并行不悖，熔于一炉；耐人寻味者，孙氏突出清热涤痰图标之旨，一诊始于竹沥、姜汁、葛汁，尾诊收于荆沥、竹沥、姜汁，盖痰热不除，无以治本，亦无以杜绝风病之源也，谆言"依此次第疗之，不可违越"，洵为治风规律；孙氏治方中蕴含有河间心火、东垣气虚、丹溪痰热、希雍内虚暗风、天士阳化内风之相关实际内容，说明唐时内风论治框架已确立，为金元明清学术之源，非王安道等所谓唐宋专重真中风，据此，今日医史评价当重新审视；孙氏治疗中风与后世不同者，止辛刚燥热药之应用耳，咎不在古人，是后人不识古法真旨也。

竹沥汤主四肢不收，心神恍惚，不知人，不能言方。

竹沥二升　生葛汁一升　生姜汁三合

右三味相和，温暖，分三服，平旦日晡夜各一服，讫觉四体有异似好，次进后汤方

麻黄　防风各一两半　芎䓖　防己　附子　人参　芍药　黄芩　甘草　桂心各一两　生姜四两　石膏六两　杏仁四十枚　竹沥一升　羚羊角二两　生葛汁五合

右十六味㕮咀，以水七升煮减半，内沥煮取二升五合，分三服，取汗，间五日更服一剂，频与三剂，渐觉少损，仍进后方。

竹沥三升　防己　升麻　桂心　芎䓖　羚羊角各二两　麻黄三两　防风二两

右八味㕮咀，以水四升合竹沥，煮取二升半，分三服，两日服一剂，常用加独活三两，最佳，此方神良，频进三剂。若手足冷者，加生姜五两、白术二两。若未除，更进后汤方。

防风　麻黄　芍药各一两半　防己　桂心　黄芩　白术　附子一本作杏仁四十枚　羚羊角　竹沥一升　甘草一本作葛根二两　人参　芎䓖　独活　升麻各一两　生姜　石膏各二两

右十七味㕮咀，以水八升煮减半，内沥煮取二升半，分三服，相去如人行十里更服。若有气者，加橘皮、牛膝、五加皮各一两。

《备急千金要方·卷第八》

【按】本方乃《深师》竹沥汤余绪，孙氏结合个人临床经验，加入羚羊、石膏、黄芩等平肝息风清热，更为周匝实效，是明清诸名家学术渊薮，非后人发明。

崔氏疗热风惊掣，心忪恐悸，风邪狂叫妄走者，服此汤亦瘥，朱四频用之极效方。

茯神三两　杏仁三两，去皮尖两仁，切　升麻　白鲜皮　沙参各二两　龙齿六两，炙　寒水石一斤，碎，绵裹　石膏二十两，碎，绵裹　生麦门冬去心，四两

右九味，切，以水一斗二升，煎取三升，去滓，温分为三服，相去十里。若甚者，减水三升，纳竹沥三升，先用水煮九沸，然后纳竹沥，煮取三升，服如上法。忌酢物。出第六卷中。

《外台秘要方·卷第十五》

【按】此崔氏临床经验方，见症惊悸谵狂者，由于"热风"也，列在中风门中，并非今日所谓中风，实即温邪痰热，蒙闭心包之证，其治颇具匠心，发人深思，石膏、寒水石清泄邪热，折其炎腾；麦冬、沙参甘寒养液生津；白鲜皮苦寒，主治头风；升麻甘辛，辟温解毒；杏仁宣透风热；茯神、龙齿安神定惊，专治温邪由气入营，水亏火炽，痰热蕴结，神明无主。

或谓金元前治温，咸投辛温，而崔氏此方，出诸唐代，清热养阴涤痰定惊融于一炉，极具临床实效，而其归类则列在中风门中，责在今人仔细检索耳。

《千金》**排风汤**，主诸毒风气邪风所中，口噤闷绝不识人，身体疼烦，面目暴肿，手足肿方。

犀角末　羚羊角末　贝齿末　升麻末

右四味，各一两和匀，以方寸匕为一分，水二升半，纳四匕，煮取一升，去滓，服五合。杀药者，以意增之。若肿，和鸡子傅上，日三。老小以意，亦可多合用之。深师同。

《外台秘要方·卷第十四》

【按】风为百病之长，善行而数变，风病包括颇宽，不局限于中风一症。如本方毒气邪风突中者，有温疫温病传变之可能，风毒邪热，肝风鸱张，则可见昏愦不清，肢面暴肿等，天士所谓逆传心包者也。所用四味，深意内寓，犀角凉血散瘀，羚羊息风平肝，贝齿镇惊安神，妙在升麻一味，清热透邪，独擅胜场，非他药所能替代，唐宋方书凡清热解毒者辄持为首选药物，其例在在可见。金元以后独好臆想，盖其名有"升"字，遂妄生升阳之说，洁古、东垣力主之，迨清则推波助澜，以其升阳，更有劫阴之戒，令后学畏而远之，不知东垣尝藉以清热解毒治火热之炽盛者，其名方普济消毒饮即是一证。读唐宋方书可以博览，不为金元后诸家所囿。

凡患风人多热，常宜服**荆沥方**。

荆沥 竹沥 生姜汁，各三合

右三味相和，暖之，为一服，每日旦服煮散，午后服此，平复好差乃止。

《备急千金要方·卷第八》

【按】风人多热，《千金》惯持此类方治疗，俟热象差后，更用辛刚通络，行血化瘀，以图偏枯之本。然有热象者，概以清热治标。本方对宋代临床影响颇大，《太平圣惠方》、《圣济总录》俱多载述，如《圣济总录》引载本方，适应证略出入，《千金》止言病机"热"字，而《圣济总录》引申为"治偏风不随，心中烦闷，言语謇涩"，《千金》尤为允当。宋以后病机逐渐趋向痰热，朱丹溪论治中风痰热，特重竹沥、生姜，盖源于此。

地黄煎主热风心烦闷及脾胃间热，不下食，冷补方。

生地黄汁二升 生姜汁一升 枸杞根汁三升 荆沥 竹沥各五升 酥三升 人参 天门冬各八两 茯苓六两 栀子仁 大黄各四两

右十一味，捣筛五物为散，先煎地黄等汁成煎，次内散药搅调，一服一匕，日二，渐加至三匕，觉利减之。

《备急千金要方·卷第八》

【按】唐方尚实，思邈言词朴质，所称"冷补"即中风患者阴虚火旺而须养阴清热者，本方甘寒实即后世甘寒育养脾（胃）阴之谓。阴亏内燥者，往往便结，故用栀、黄清泄；内热而大便正常，或脾虚内热易泄者，宜去栀、黄。

又方

羚羊角五两 干蓝 黄芩 芍药 鼠尾草各三两 生葛 栀子仁各六两 豉一升，绵裹

右八味㕮咀，以水七升煮取二升五合，分三服。

【按】本方平肝息风清热，妙在豉、葛二味，近日临床或颇持疑，实是辛通古法，以辛宣发，通腠理，致津液，而疏浚血脉之痹阻也。因宣通之余，尚以羚羊、干蓝、黄芩、芍药清热，适应于风人多热之证。

深师**竹沥汤**，疗卒中恶，风噎倒闷，口噤不能语，肝厥方。

淡竹沥一斗 防风 葛根各二两 菊花 细辛 芍药 白术 当归 桂心 通草 防己 人参各一两 甘草炙 附子炮 茯苓 玄参各一两 秦艽 生姜各二两 枫寄生三两

右十九味，切，以淡竹沥一斗，煮药取四升，分为四服。忌海藻、菘菜、猪肉、生菜、生葱、醋、桃李、雀肉等。

《外台秘要方·卷第十四》

【按】深师竹沥汤治贼风中恶，其组方实与诸续命汤并无二致，辛味用附子、防风、细辛、桂心、生姜等，行血用当归、芍药，扶正持参、术、苓、草，清热持竹沥、玄参。谅因热盛故以竹沥为主而名方耳。按竹沥《别录》称"大寒"，擅"疗暴中风及风痹，胸中大热，止烦闷"，以清热为专长，唐宋前并无现今豁痰镇惊之说，《肘后方》治卒消渴，小便多，称"恣饮数日愈"，《千金》竹沥汤（竹沥、生葛汁、生姜汁）治风病神昏四肢不收，皆主在清热。《本草经疏》："观古人以竹沥治中风，则知中风未有不因阴虚痰热所致，不然，如果外来风邪，安得复用此甘寒滑利之药治之哉！"

因热盛致神昏、痰动，宋后逐渐演变为镇惊豁痰之专药，然热为本，惊痰为标，虚寒痰涎惊风则断非竹沥之所宜。因其大寒，虑滞经络，故唐方常佐以生姜汁温通，习俗相沿，后世相从，昔《丹溪心法》有"竹沥滑痰，非姜汁不能行经络"之说，实则寒温间之组合也。

治中风失音不语，宜服**羌活饮子**方。

羌活一两 人参半两去芦头 附子半两炮裂去皮脐 甘草一分炙微赤锉 荆沥一大盏 竹沥一大盏 生地黄汁一大盏

右件药，细锉，以三味汁，煎煮药至一大盏半，去滓，不计时候，分温四服。

《太平圣惠方·卷第十九》

【按】羌附温通，荆、竹沥清热，人参养正，生地汁清热化瘀，是唐宋治风之规范也。

治中风不语，舌根强硬，宜服**生地黄汁饮子**方。

生地黄汁一合 独活二两锉 附子一枚炮裂去皮脐 淡竹沥一合

右件药，先以水三大盏，煮独活附子，取汁一盏半，去滓，内生地黄汁及竹沥，更煎一两沸，不计时候，温服半中盏。

《太平圣惠方·卷第十九》

【按】附、独为续命汤古方遗意，以辛入络，通津液，化痰滞，而燥热太过，思邈阐发在前，持竹沥、生地辈制辛燥之热，由唐入宋，辛燥结合寒凉已成治风格局，本方即是一例，而《圣惠》类此生地黄饮子非止本方，组方大意相类，药味未必尽同。本方用生地黄汁，一则凉血清热生津，以制附、独之燥，二则生地黄入血络通痹，与附、独相合有寒、温协同，共奏通络逐瘀宣痹之效，金元后诸家罕识其旨趣矣。

治风瘖，咽中作声，舌强语涩，心膈不利，宜服**羚羊角散**方。

羚羊角屑—两　前胡—两去芦头　桂心—两　芎䓖—两　麻黄—两去根节　秦艽—两去苗　防风—两去芦头　附子—两炮裂去皮脐　赤箭—两微炒　天南星—两炮裂　蝉壳半两　独活—两　茯神—两　槟榔—两　枳壳—两麸炒微黄去瓤　桑螵蛸半两微炒　干蝎半两微炒　牛黄—钱研入　朱砂半两细研　麝香—钱细研　铅霜—分研入

右件药，捣细罗为末，入研了药，重研令匀，每服，不计时候，以温酒调下一钱。

《太平圣惠方·卷第十九》

【按】《千金》治风余绪，用药更趋繁衍。

治中风口噤不开，心膈壅闷，宜服**消梨饮子**方。

消梨三颗绞取汁　酒—合　薄荷汁—合　生姜汁—合　竹沥—合

右件药，相和，煮三两沸，分温三服，不计时候，拗开口灌之，服尽立效。

《太平圣惠方·卷第十九》

治中风失音不语，手足不遂，宜服**天麻散**方。

天麻—两　桂心三分　附子三分炮裂去皮脐　麻黄三分去根节　防风半两去芦头　当归半两剉微炒　羌活二分　独活三分　木香半两　细辛半两　芎䓖半两　羚羊角屑半两

右件药，捣筛为散，每服四钱，以水酒各半中盏，煎至六分，去滓，不计时候，温服。

《太平圣惠方·卷第十九》

【按】天麻古称赤箭，《本经》："味辛温，主杀鬼精物蛊毒恶气，久服益气力，长阴肥健"，主补阴气。至宋移作风病专药，主治中风失语，手足不遂等证，本方天麻散即是一例。后世沿袭止于治风，《珍珠囊补遗药性赋》："其用有四：疗大人风热头眩，治小儿风痫惊悸，祛诸风麻痹不仁，疗瘫痪语言不遂。"而其养生补益之功遂不彰于世，沈括《梦溪笔谈》："草药上品，除五芝之外，赤箭为第一，此养生上药，世人惑于天麻之说，遂止用之治风，良可惜哉！"洵称允当。本方基于辛刚通络，归、芎行血，挟同羚羊，共奏息风平肝清热之功。

治中风不能语，四肢强，宜服**天麻散**方。

天麻一两　干蝎一两微炒　乌蛇二两酒浸炙微黄去皮骨　天南星三分炮裂　白附子一分炮裂　天雄半两炮裂去皮脐　白僵蚕三分微炒　干姜三分炮裂剉　槟榔半两　人参二分去芦头　芎䓖半两　麻黄一两去根节

右件药，捣细罗为散，每服，不计时候，以热酒调下一钱，顿三服，以厚衣盖，汗出为度。

《太平圣惠方·卷第十九》

【按】风入络隧则四肢强，痰阻廉泉则不能语。本方重用干蝎、乌蛇、僵蚕，较之古方又深入一层，三虫走窜入络，祛风清热，豁痰定惊，专治中风半身不遂，口眼喎斜，《杨氏家藏方》牵正散（白附子、白僵蚕、全蝎）与本方相类，后世名家叶桂持虫蚁搜风通络，近代章次公先生以蝎、蚕、蛇等治诸痛证，学验俱丰，盖皆宋方余绪也。

治中风口面偏斜，痰壅头疼，宜服**酸枣仁散**方。

酸枣仁一两微炒　羚羊角屑一两　丹参一两　防风一两去芦头　汉防己一两　甘菊花一两　麻黄一两去根节　羌活一两　石膏一两细研

右件药，捣细罗为散，每服，不计时候，以温酒调下二钱。

《太平圣惠方·卷第十九》

【按】本散以枣仁酸味柔肝为主药，佐以羚羊、菊花、石膏息风清热，丹参活血行瘀，其组方与今日临床用药并无区别，所差异者古方用麻、羌、防诸辛刚温燥，而今人以中风为肝旺火热病体，断无辛温之理，盖古今不同之认识也。深究古法奥义，辛药不止发表，而在于宣通络隧耳。

治中风，偏枯不遂，言语謇涩，膈上热，心神恍惚，惽惽如醉，宜服**竹沥饮子**方。

竹沥三合　羚羊角屑半两　石膏二两　茯神一两　麦门冬三分去心　独活三分

右件药，细剉，都以水三大盏，煎至一盏半，去滓，入竹沥，分为四服，不计时候温服之。

《太平圣惠方·卷第二十三》

【按】肝风痰热之证，治以平肝息风清热豁痰，本方用药与清代叶、薛、吴、王相类，为后世治风规范，惟独活一味是唐宋古方痕迹，今人罕用。

治风经五脏，恍惚，惊悸，安神定志，宜服**犀角散**方。

犀角屑一两　人参一两去芦头　远志三分去心　甘草半两炙微赤剉　桂心三分　独活三分　酸枣仁一两微炒　生干地黄一两

右件药，捣粗罗为散，每服三钱，以水一中盏，入生姜半分，薄荷二七叶，煎至六分，去滓，不计时候，温服。

《太平圣惠方·卷第二十》

【按】兹累举古方不怠者，欲令今人会通宋方辛味本意耳。

治热毒风攻头面，烦热口干，宜服**青羊角散**方。

青羊角屑半两　黄芩半两　川升麻半两　栝蒌根半两　石膏一两　川大黄一两剉碎微炒　玄参半两　甘草半两炙微黄剉

右件药，捣粗罗为散，每服三钱，以水一中盏，煎至六分，去滓，不计时候温服。忌炙煿物。

《太平圣惠方·卷第二十一》

【按】本证非中风，属头面部感染之类，故纯以清肝泄热解毒通便为治，实即后世普济消毒饮之祖。

治中风，身如角弓反张，筋脉拘急，疼痛，宜服**羚羊角散**方。

羚羊角屑一两　赤茯苓三分　芎藭三分　当归三分　酸枣仁三分微炒　肉桂一两半去粗皮　细辛半两　防风三分去芦头　羌活一两　茵芋一两　丹参

一两

右件药，捣粗罗为散，每服三钱，以水一中盏，入生姜半分，煎至六分，去滓，不计时候，稍热服。

《太平圣惠方·卷第二十一》

【按】宋代医学属晋唐医学之延续，而更为细致、周备、翔实，本方即是一证。羚羊角散治中风，不离《千金》宗旨，辛通如肉桂、细辛、防风、羌活，行血与当归、川芎、丹参，清热以羚羊角为主，并藉以名方，因风骤起，未现气虚症状，故不用参、术等甘药。

治热毒风攻，头面赤肿，心膈烦热，肢节疼痛，宜服**羚羊角散方**。

羚羊角屑三分　羌活半两　防风半两去芦头　黄芩一两　白鲜皮一两　芎䓖半两　川大黄一两剉碎微炒　枳壳一两麸炒微黄去瓤　葳蕤半两　牛蒡子一两　甘草一两炙微赤剉

右件药，捣粗罗为散，每服三钱，以水一中盏，煎至六分，去滓，不计时候温服。忌炙煿热面。

《太平圣惠方·卷第二十一》

【按】本证属感染性疾患、无名肿毒之类，实与中风无涉，因其突发，病情严重，故亦列入风门之中。宋方名之曰热毒风，与后世温毒相近，清热解毒则古今同之，以其解毒，今日临床断断不用辛温之羌活，是不知古人辛味意旨也。

治风恍惚，心神烦乱，志意不安，或卧惊恐，宜服**茯神散方**。

茯神一两　麦门冬一两半去心焙　龙齿二两　黄芪一两剉　甘草半两炙微赤剉　石菖蒲一两　人参一两去芦头　防风三分去芦头　远志半两去心　熟干地黄一两　石膏二两　羚羊角屑一两

右件药，捣粗罗为散，每服四钱，以水一中盏，入生姜半分，枣三枚，煎至六分，去滓，不计时候，温服。

《太平圣惠方·卷第二十》

【按】称"风恍惚"，是指突然神志失常。本方与许学士珍珠母丸（《本事方》）法相较，有异曲同工之趣。

治风痰气壅，发即头旋呕吐，不下饮食，宜服此方。

前胡一两去芦头　半夏半两汤洗七遍去滑　枳壳三分麸炒微黄去瓤　芎䓖半两　槟榔一两　旋覆花半两　防风半两去芦头　枇杷叶半两拭去毛微炙黄　陈橘皮半两汤浸去白瓤焙　白术半两　赤茯苓一两　甘草半两炙微赤剉

右件药，捣粗罗为散，每服三钱，以水一中盏，入生姜半分，煎至六分，去滓，不计时候，温服。

《太平圣惠方·卷第二十》

【按】本方见证头旋呕吐，宋人治风由此渐次深究湿痰问题，其中"气壅"，实即胸闷，不下食者，痰湿困阻脾胃故也，检诸舌苔，谅必见腻。主治以夏、陈、术、茯、枳、枇等，其学验为后世名方二陈、温胆等之渊薮。其中枇杷叶一味，明季缪希雍颇多阐发，近贤陈道隆先生匠心独运，谆言其辛芬化湿，和胃清热之功，殆亦《圣惠》余绪耶。

治风头旋，忽忽如醉，痰逆，不下饮食，宜服**甘菊花散**方。

甘菊花三分　天麻一两　石膏二两　芎䓖三分　独活二分　防风三分去芦头　白术三分　杏仁半两汤浸去皮尖双仁麸炒微黄　茯神一两　羚羊角屑三分　杜若三分　黄芩三分　甘草半两炙微赤剉

右件药，捣粗罗为散，每服三钱，以水一中盏，入生姜半分，煎至六分，去滓，不计时候，温服。

《太平圣惠方·卷第二十二》

【按】本证是肝风痰热，与前证湿痰风阳者有别，故专在平肝息风清热化痰上下功夫。

治中风不语，筋脉拘急，疼痛，宜服**天南星散**方。

天南星一两炮裂　白附子一两炮裂　桑螵蛸一两微炒　白僵蚕一两微炒　藿香一两　干蝎一两微炒　朱砂三分细研　麝香一分细研　腻粉三钱

右件药，捣罗为散，入后三味，更研令匀，每服，不计时候，以温酒调下一钱。

《太平圣惠方·卷第十九》

治中风舌强不语，筋骨拘急，饮食不得，翕翕发热，形神如醉，宜服**牛黄圆**方。

牛黄半两细研　麝香半两细研　白附子三分炮裂　天麻一分　白僵蚕一两微炒　乌蛇二两半酒浸炙微黄去皮骨　附子一两炮裂去皮脐　羌活一两　天南星半两炮裂　干姜三分炮裂剉　桂心三分　芎䓖三分

右件药，捣罗为末，入研了药令匀，炼蜜和捣三二百杵，圆如梧桐子大，每服，不计时候，以薄荷酒下十圆。

《太平圣惠方·卷第十九》

治中风，倒仆不知人，及口面㖞斜，宜服**天麻散**方。

天麻一两　骐驎竭（血竭）一两　白僵蚕一两微炒　干蝎一两　微炒防风一两去芦头　犀角屑一两　麝香一钱细研

右件药，捣细罗为散，每服，不计时候，以温酒调下二钱。

《太平圣惠方·卷第十九》

治风痹，手足缓弱，不能伸举，宜服**乌蛇圆**方。

乌蛇三两酒浸炙微黄去皮骨　天南星一两炮裂　干蝎一两微炒　白附子一两炮裂　羌活一两　白僵蚕一两微炒　麻黄二两去根节　防风三分去芦头　桂心一两

右件药，捣细罗为末，炼蜜和捣三二百杵，圆如梧桐子大，每服，不计时候，以热豆淋酒下十圆。

《太平圣惠方·卷第十九》

【按】宋方惯用虫蚁祛风通络、逐瘀散结，较诸汉唐更广其治，为有清之先绪，其用药之关键，则在一"通"字，宜在瘀结痹阻之为病也。

治风湿痹，皮肤不仁，肢节疼痛，宜服**白花蛇圆**方。

白花蛇一两酒浸炙微黄去皮骨　干蝎一两微炒　仙灵脾一两　茵芋半两　川乌头半两炮裂去皮脐　天南星半两炮裂　天雄一两炮裂去皮脐　天麻一两　桂心一两　麻黄一两去根节　鹿角胶一两捣碎炒令黄燥　草薢一两剉　桑螵蛸半两微炒　雄黄一分细研　麝香一分研入

右件药，捣罗为散，都研令匀，用天麻三两，捣罗为末，以无灰酒一大盏，慢火熬成膏，用和药末，更捣五七百杵，圆如梧桐子大，每服，不计时候，用薄荷酒下二十圆。

《太平圣惠方·卷第十九》

治风湿痹，肢节疼痛，身体手足不遂，宜服**仙灵脾圆**方。

仙灵脾三分　防风半两去芦头　羌活三分　白附子三分炮制　天麻一两　天南星半两炮裂　犀角屑三分　木香半两　槟榔半两　羚羊角屑三分　乳香三分细研　虎胫骨三分涂酥炙令黄　桂心半两　附子三分炮裂去皮脐　当归三分剉微炒　牛膝三分去苗　白僵蚕半两微炒　鹿茸三分涂酥炙令黄去毛　石斛三分去根节　麝香一分细研　海桐皮三分剉　干蝎半两微炒　乌蛇三两酒浸炙令黄去皮骨

右件药，捣罗为末，入研了药令匀，炼蜜和捣五七百杵，圆如梧桐子大，每服，于食前以温酒下三十圆。

《太平圣惠方·卷第十九》

治风血痹，身体不仁，宜服**侧子散**方。

侧子一两炮裂去皮脐　赤芍药一两　桂心一两　麻黄一两去根节　草薢一两　当归一两　丹参一两　细辛半两　甘草半两炙微赤剉

右件药，捣筛为散，每服四钱，以水一中盏，入生姜半分，煎至六分，去滓，不计时候，温服。

《太平圣惠方·卷第十九》

治摊缓风，手止垂弹，头痛目旋，涎唾不止，宜服**羌活散**方。

羌活一两　天麻半两　胡麻子半两　细辛半两　麻黄三分去根节　藿香半两　附子一两炮裂去皮脐　牛膝半两去苗　白鲜皮半两　地龙半两微炒　乌蛇肉一两酒浸炙令黄　晚蚕蛾半两微炒　干蝎一分微炒　麝香一分细研　甘草半两炙微赤剉

右件药，捣细罗为散，入研了药令匀，每服，不计时候，以薄荷温酒调下二钱。

《太平圣惠方·卷第二十》

【按】风、湿、痰、瘀聚而为病，而风为胜，宜以羌活冠方名也。

治卒中风，心神烦闷，肢节拘急，疼痛，宜服**龙脑圆**方。

白龙脑一分细研　朱砂半两细研　琥珀半两细研　牛黄一分细研　雄黄半两细研　附子三分炮裂去皮脐　天麻一两　白僵蚕一两微炒　麝香一分细研　安息香一两用酒半升煎成膏　玳瑁三分细镑

右件药，捣罗为末，入研了药，都研令匀，用安息香膏，和捣三二百杵，圆如梧桐子大，每服，不计时候，以温酒下七圆。

《太平圣惠方·卷第二十》

治风头痛，心烦体热，宜服**石膏散**方。

石膏二两　枳壳三分麸炒微黄去瓤　茺蔚半两　防风半两去芦头　甘菊花半两　独活半两　芎䓖半两　黄芩三分　甘草半两炙微赤剉

右件药，捣粗罗为散，每服三钱，以水一中盏，入生姜半分，煎至六分，不计时候，温服。忌炙煿热面。

《太平圣惠方·卷第二十》

【按】本方与《局方》川芎茶调散近似，专治风邪头痛，而有寒热之异，本方侧重在阳明内热而外风引动者，茶调散著称于世，本方不传，殊足惜。

治白虎风，疼痛，走转不定，宜服此方。

虎胫骨二两涂酥炙令黄　羌活一两　地龙一两微炒

右件药，捣粗罗为散，每服，不计时候，以温酒调下二钱。

《太平圣惠方·卷第二十二》

【按】虎骨禁用，亦无可觅，羌活、地龙颇可取，如以仲景乌头汤（麻黄、芍药、黄芪、甘草、川乌、白蜜）送服散末，其效尤佳。

治偏风手足一边不随，心神恍惚，不知人，舌强不能言，才觉中风，先服**竹沥汤**方。

竹沥二盏　生葛汁一盏　生姜汁三合

右三味，相和，煎至五七沸，滤去滓，每宜微热服三合，日可三服，夜一服。若觉四体稍快，宜服**后方麻黄汤**。

治偏风半身不随，**麻黄汤**方。

麻黄去节煎掠去沫焙一两半　防风去叉一两半　芎䓖一两　防己一两　黄芩去黑心一两　芍药一两　人参一两　附子炮裂去皮脐一两　杏仁去皮尖双仁炒四十九枚　羚羊角镑一两　桂去粗皮一两　石膏研一两半　甘草炙剉一两

右一十三味，剉如麻豆，每用十钱匕，以水三盏，煮取一盏半，入竹沥一合，生姜汁半合，再煮取一盏半，去滓分三服，空心日中夜卧各一服，热服取汗，慎外风。渐觉病势少损，仍服后防风汤。

治偏风不随，**防风汤**方。

防风去叉一两　芎䓖一两半　麻黄去节煎掠去沫焙干一两半　独活去芦头一两半

升麻一两　羚羊角镑一两

右七味，粗捣筛，每用十钱匕，水三盏，煮取二盏，入竹沥一合，更煎三沸，去滓分三服，日二夜一，微热服之。若手足冷，加生姜三两。若未即除，更服后人参汤方。

治偏风半身不随，手足常冷，**人参汤**方。

人参一两　麻黄去节煎掠去沫焙一两半　甘草炙剉一两　白术一两　防风去叉一两半　羚羊角镑二两　独活去芦头一两　芎䓖一两　升麻一两　石膏二两　防己一两　芍药一两半　桂去粗皮一两　黄芩去黑心一两　附子炮裂去皮脐三分

右一十五味，剉如麻豆，每用十钱匕，以水三盏，入生姜十片，煮取一盏半，入竹沥一合，更煎三沸，去滓分三服，日二夜一，微热服之。若有冷气，加陈橘皮汤浸去白焙，牛膝去苗，五加皮细剉，各一两。若风退后，服独活汤。

治偏风半身不随，肌肉偏枯，**独活汤**方。

独活去芦头二两　芍药二两　远志去心一两半　薏苡仁炒半升　甘草炙剉二两　麻黄去节煎掠去（沫）焙一两　丹参二两　陈橘皮汤浸去白焙一两半　熟干地黄焙三两　桂去粗皮一两　甘菊花半升未开者良微炒　人参　防风去叉　茯神去木　山茱萸　天门冬去心焙　厚朴去粗皮生姜汁炙剉　牛膝去苗酒浸切焙　五加皮剉　羚羊角镑　麦门冬去心焙　山芋　白术　秦艽去苗土　黄芪剉　芎䓖各二两　附子炮裂去皮脐一两半　石膏三两　升麻二两　防己二两　地骨皮二两　石斛去根二两

右三十二味，剉如麻豆，每用十钱匕，以水三盏，入生姜十片，煎取一盏半，去滓分温二服，空心临卧各一，取汗，微有汗慎外风。若心中热者，每日平旦临卧服此汤，午时服后方荆沥汤。

治偏风不随，心中烦闷，言语謇涩，**荆沥汤**方。

荆沥五合　竹沥五合　生姜汁三合

右三味，相和再暖，每服三合，以酒调下。

《圣济总录·卷第九》

【按】循孙氏《千金》旧辙，药物略有出入，治风宗旨无异，盖承袭古法耳。唐方真切，宋人繁衍，《千金》、《圣济》相印证，高下自剖。

治初得中风，四肢不收，心神昏愦，眼不识人，不能言语，先服**荆沥汤**方。

荆沥 竹沥 生葛汁各一升 生姜汁三合

右四味，和匀去滓，瓷器中煎三五沸，每服一盏，平旦日午晡时夜卧各一服。服讫觉四体有异，以次更服后防风汤。

次服**防风汤**方。

防风去叉 麻黄去根节先煎掠去沫焙各三分 芎䓖 防己 附子炮裂去皮脐 人参 芍药 黄芩去黑心 桂去粗皮 杏仁汤退去皮尖并双仁炒 甘草炙各半两 羚羊角镑一两 石膏碎三两 生姜 竹沥 生葛汁

次服**防己竹沥汤**

防己一两 麻黄三两 防风 升麻 桂心 芎䓖 独活 羚羊角各二两 竹沥一合

次服**防风独活汤**

防风 独活 秦艽 黄芪 芍药 人参 茯神 白术 芎䓖 山茱萸 薯蓣 桂心 天门冬 麦门冬各一两 厚朴 羚羊角 升麻 甘草 丹参 牛膝 五加皮 石斛 地骨皮 远志各四两 附子 陈橘皮 麻黄 甘菊花 薏苡仁 石膏 熟干地黄各六两

《圣济总录·卷第五》

【按】 此亦沿袭《千金》，略事损益而已，组方宗旨，与唐法无异。

治中风口面㖞斜，**附子汤**方。

附子炮裂去皮脐 干姜炮各四两 桂去粗皮 麻黄去根节先煎掠去沫焙干各二两 芎䓖一两半

右五味，剉如麻豆，每用十钱匕，以水三盏，煎取二盏，去滓分温三服，空心一服，夜卧并二服。

《圣济总录·卷第六》

【按】 此属周围性面瘫之类，与风寒外袭有关，因突发口面㖞斜，古人亦认为是中风，用附、桂、麻辛热祛风通络，佐以川芎活血化瘀，无正虚及内热，故不用参、术扶正及诸苦寒清热药。

治中风因饮酒过节，不能言语，手足不随，精神恍惚，得病一两日服，**葛根汤**方。

生葛根_{长一尺径二寸}　生姜汁_{一合}　竹沥_{二升}

右三味，先取生葛根，洗刮去皮土，捣研压取汁，葛滓再捣以竹沥沃复压取汁尽为度，将生姜汁和匀，同用厚绵滤过，银石铫内煎三五沸，瓷器盛，不拘时候，食前温服。如觉腹内气转作声似痛，即食后温服。

《圣济总录·卷第五》

【按】豪饮而致脑血管意外，骤见半肢不用，言语障碍，暂以清解酒毒、泄热豁痰为先，俟肝风炽热平息，病情稳定后，再商辛味主治偏枯，恢复不用也。

治偏风手足一边不收，口目㖞戾，言语謇涩。此汤不虚人，老小并可服之，**生地黄汤**方。

生地黄汁　竹沥　荆沥_{各一升五合}

右三味，别将羌活防风各一两，去芦头并叉剉，附子一枚重半两者，去皮脐生用，作八九片，入前三汁中，慢火煎取一升半去滓，每服用醇酒三合，调化药汁二合，暖服之，日二夜一，无问冬夏，并得服之。

《圣济总录·卷第九》

【按】本方较前《千金》荆沥汤、竹沥汤又深入一层，竹、荆与前相同，而生地汁之增加，一则协同竹、荆清热，二则行血散瘀，三则凉血止血，尤宜于脑溢血发病及其所致偏枯也。

治肝虚中风，头痛目眩，胸中客热，气壅冲心烦闷，**升麻汤**方。

升麻　前胡_{去芦头各一两半}　玄参　地骨皮_{各一两}　羚羊角屑　葛根_{各二两}　酸枣仁_{一两}

右七味，粗捣筛，每服五钱匕，以水一盏半，煎至八分去滓，入竹沥半合，重煎三两沸，放温食后服，如人行五六里，更进一服。

《圣济总录·卷第五》

【按】本方为肝阴、肝血虚亏，肝风、痰热掀扰，升、羚清泄治标，枣仁酸甘化阴，为有明缪希雍治风之滥觞。

治中风肢体缓纵，精神恍惚，言语謇涩，**薏苡仁汤**方。

薏苡仁炒五两　萎蕤切焙　茯神去木各三两　犀角镑二两　乌梅去核七枚
麦门冬去心焙三合

右六味，粗捣筛，每服五钱匕，水一盏半，入生姜半分切，煎至八分去滓，入竹沥白蜜各少许，再煎三五沸，食后日午夜卧各一服。

《圣济总录·卷第五》

【按】唐宋医方模式与后世不同，方内不明言医理，而渗透有理，只在医者精于辨证，立足临床病例，根据《内》、《难》、《伤寒》、《甲乙》、《病源》等分析判断，然后自由选择医方治之，盖非饱读医经，涉猎历古医方者不能，与金元后医方之可以对号入座、人尽皆医者有霄壤之别。近有医者称唐宋医学"重方药，轻理论"，倘唐宋医学轻理论，今日医界已无医经可读，盖《内》、《难》、《伤寒》、《甲乙》、《病源》皆当时学者沥血呕心，勘误正讹，爬罗校纂，保存古绪，才得以全盘流传，其重视经典理论，贵在完整，非金元后诸子之各张一是、阐发专题之所能望项背。精深之医理发挥，唐宋学者俱在经文夹注中，今人妄评，洵不读书故也。唐宋医方之意会非精通医理者不能轻用一方、漫举一药，医理内寓，非如后世，只要识字人人皆可为医也。本方病机属阴虚湿阻、风阳鸱张，滋阴则碍湿，化湿者伤阴，故治以甘淡渗湿，酸甘化阴，总持犀角凉肝息风清热，为希雍、天士辈学术之源矣。按薏苡仁《本经》主"风湿痹"，《别录》"除筋骨邪气不仁"，《金匮》麻黄杏仁薏苡甘草汤治风湿，皆祛湿除痛而有利肢体功能之恢复，故本方持为主药。

治脾中风，多汗恶风，身体怠惰，四肢不欲动，面色黄不嗜食，**藿香汤**方。

藿香叶　人参　陈橘皮汤去白焙各半两　羌活去芦头　独活去芦头各一分
草豆蔻去皮半两　桔梗炒　木香各一分　半夏汤洗七遍焙干二两　芎䓖　吴茱萸汤洗焙干炒　干姜炮　甘草炙　薏苡仁各一分

右一十四味，粗捣筛，每服三钱匕，水一盏，生姜三片，煎至六分，去滓空心服。

《圣济总录·卷第五》

【按】此证是土虚湿困，必苔腻，故治以辛芬化湿，健脾驱风，与前方共用薏苡者，湿阻故也。而本证阳虚，用药偏温燥，前证阴虚，用药则寒凉。临床应用，全在医者之体察选择，不精医理者轻率妄施，虑开口动手便错，咎在不读书，非干医方也。

治中急风**天麻散**方。

天麻　天竺黄　天南星　干蝎并生用等分

右四味，捣罗为散，每服半钱匕，温酒调下，小儿半字。

《圣济总录·卷第六》

【按】平肝息风豁痰通络，方与明清治疗并无二致。

治中风口噤不开，**独活酒**方。

独活去芦头一两

右一味，剉，以清酒二升，煎取一升。取大豆五合，熬令皮拆声炸绝，取前酒热投于豆中，搅匀密盖，经一食顷，去滓，温服三大合，口噤即灌之，日三。

《圣济总录·卷第六》

【按】独活辛散祛风，究其实，亦辛味通络耳。炸者火声。

治中风口目㖞斜，**升麻汤**方。

升麻　防风去叉　麻黄去根节煎掠去沫焙干各一两　芎藭　羚羊角镑各一两半　桂去粗皮三分

右六味，粗捣筛，每用药十钱匕，以水三盏，煎至二盏，去滓入竹沥一合，更煎三沸，分温三服，空心一服，夜并二服，相去如人行五里良久更服，以衣复令微汗出，避外风。

《圣济总录·卷第六》

【按】本方与前附子汤方适应证同，专治中风口目㖞斜，而本证兼见热象，故去附之辛热，加入羚羊、升麻、竹沥，于宋人言之无非清热而已，今日则平肝息风清热涤痰耳，循名责实，当如是观。

治中风口㖞，**皂荚摩膏**方。

皂荚一挺炙黄刮去皮子

右一味，捣细，罗为末，以酽醋调和如膏，左㖞摩右，右㖞摩左。

《圣济总录·卷第六》

【按】侧重化痰通络，外用以治面瘫。

治破伤风身如铁石，或如角弓反张，口噤不开，宜斡齿灌药，**羌活汤方**。

羌活_{去芦头} 防己 羚羊角_镑 升麻 黄芩_{去黑心} 蔓荆实_{去皮各一两}半 犀角_{镑二两} 茯神_{去木} 葛根_剉 甘草_{炙各一两一分} 防风_{去叉三分} 麻黄_{去根节煎掠去沫焙干一两}

右一十二味，粗捣筛，每服三钱匕，水一盏，入地黄汁半合，薤白白二寸，煎至八分去滓，空心日午临卧温服，如病急不拘时服，盖复汗出即愈。

《圣济总录·卷第六》

治中风失音不语，**羌活汤**方。

羌活_{去芦头二两半} 甘草_炙 人参_{各半两} 附子_{炮裂去皮脐一枚} 荆沥 竹沥 生地黄汁_{各半盏}

右七味，将前四味剉如麻豆，每服五钱匕，以水一盏，入三件汁沥半盏，共煎至一盏，去滓温服，日三夜一。

《圣济总录·卷第七》

【按】本方名为羌活汤，循名责实，是古方续命汤之衍变。羌、附辛通，地黄汁活血化瘀生津养阴，荆、竹沥清热豁痰，参、草益气养正，与续命汤之组成如出一辙。

治柔风举体无力，四肢缓弱，不能行立，**苁蓉丸方**。

肉苁蓉_{酒浸切焙} 牛膝_{去苗酒浸切焙} 菟丝子_{酒浸别捣各一两}

右三味，捣罗为末，用白面二两，附子生去皮脐为末一两，共用酒煮为糊，丸如梧桐子大，每服二十丸，食前温酒下。

《圣济总录·卷第七》

【按】殆肾虚精亏之软弱无力，亦地黄饮子之类。

治中风手足不随，**蒴藋煎方**。

生蒴藋根汁　生地黄汁各一升　附子炮裂去皮脐别捣密绢细罗为末一两　酥四两　生姜汁二合　蜜四两

右六味，先取蒴藋、地黄汁并附子末，同煎炼成稀膏，后入酥蜜姜汁，更煎令稠，入瓷器中，每日空腹及夜卧，温酒调半匙服。

《圣济总录·卷第八》

【按】附、姜辛温宣通入络，蒴藋、生地汁行血散瘀，令血流贯通，恢复手足功能，所谓治风先治血，血行风自灭。而蒴藋性温，生地寒凉，各应患者冷热之不适。

治风脚软，腰膝疼，行履不得，遍身瘙痒，**何首乌丸**方。

何首乌大片花纹者细剉莲子大　牛膝细剉各一斤

右二味，以无灰酒五升，浸七宿暴干，木杵臼内，捣罗为末，炼蜜二斤，和为团，以牛酥涂臼杵，再捣千杵取出，众手丸如梧桐子大，每日空心，温酒下三十丸，加至五十丸，日午食前再服。

《圣济总录·卷第八》

治风腰脚不随，骨节酸疼，筋脉拘急，行履稍难，**当归丸**方。

当归切焙　杜仲去粗皮炙　丹参　郁李仁去皮尖双仁　赤芍药　石斛去根三分　牛膝酒浸切炮　酸枣仁　防风去叉　槟榔煨剉各一两　草薢一两半　桂去粗皮半两

右一十二味，捣罗为末，炼蜜丸如梧桐子大，每服二十丸，至三十丸，空心温酒下。

《圣济总录·卷第八》

治风冷流于脚膝，行立不得，**海桐皮酒**方。

海桐皮　五加皮　独活去芦头　防风去叉　枳壳去瓤麸炒　杜仲去粗皮炙各一两　牛膝去苗　薏苡仁各二两　生地黄半斤

右九味，细剉绵裹，以无灰酒二升，春夏浸七日，秋冬二七日，每日空腹温服一大盏，日三，常令酒气不绝，重者不过两剂差。

《圣济总录·卷第八》

治风腰脚不随，行履不得，丈夫五劳七伤六极，并治诸风痹，

37

茯神丸方。

茯神去木　五加皮剉　防风去叉　桂去粗皮　五味子　蛇床子炒各一两
羌活去芦头　鹿茸去毛酒炙　牛膝酒浸切焙　菟丝子酒浸别捣　酸枣仁炒　山
茱萸　巴戟天去心各一两半　熟干地黄切焙三两

右一十四味，捣罗为末，炼蜜丸如梧桐子大，每服二十丸，至
三十丸，温酒下，早晚食前各一服。

《圣济总录·卷第八》

治荣虚卫实，肌肉不仁，病名肉苛，**苦参丸**方。

苦参二两剉捣取粉　丹参去土微炙　沙参去尘土　人参一两　五加皮剉
防风去叉剉　蒺藜子炒角黄　乌蛇酒炙用肉　蔓荆实去白皮　败龟涂酥炙令黄
虎骨涂酥炙令黄　玄参坚者各一两

右一十二味，捣罗为末，别以不蚛皂荚一斤，以水三升，挼取
汁去滓，于无油铁器内，煎成膏，炼蜜四两，拌和为丸，如梧桐子
大，每食后良久，及夜卧，共三服，各用荆芥薄荷酒下十五丸，至
二十丸。

《圣济总录·卷第九》

治肉苛肌肉不仁，**升麻汤**方。

升麻　秦艽去土　连翘　芍药　防风去叉　羚羊角镑　木香　枳壳
去瓤麸炒　薏苡仁各半两

右九味，细剉，分为十服，每服以水二盏，生姜五片，煎取一
盏，去滓徐徐温服。

《圣济总录·卷第九》

治历节风疼痛，日夜不可忍，**附子汤**方。

附子炮裂去皮脐一两　黄芪四两　甘草炙剉半两　麻黄去根节煎掠去沫焙五两
防风去叉半两

右五味，剉如麻豆，每服四钱匕，水一盏半，枣二枚去核，生
姜一枣大劈碎同煎，至一盏，去滓温服，日二夜一。

《圣济总录·卷第十》

【**按**】凡疼痛古方大抵用附子，后人释以祛寒，惟疼痛未必皆
因寒邪，而瘀结则必然，实藉附以疏通血络也，此机理千古未揭

示。本方附子汤，亦仲景乌头煎之余绪。

治历节风，**附子汤**方。

附子炮裂去皮脐一两半　黄芪四两　甘草炙半两　麻黄去根节煎掠去沫焙六两
防风去叉半两　小黑豆一两微炒

右六味，剉如麻豆，每服三钱匕，水一盏，生姜三片，大枣一枚劈破，煎至八分，去滓温服，日三夜一。

《圣济总录·卷第十》

【按】加黑豆，殆助甘草，缓附之悍也。

治历节风，**独活散**方。

独活去芦头一两半　玄参一两　生犀角屑二两　升麻三两　恶实根剉半两
豉二合　生干地黄剉半两

右七味，捣罗为散，每服三钱匕，空腹煎米饮调下，日二。

《圣济总录·卷第十》

治风瘙痒如虫行，或痛痹不仁，**防风汤淋洗**方。

防风去叉　益母草　苦参各三两　蒺藜子炒五两　荆芥穗　蔓荆实
枳壳去瓤麸炒二两

右七味，粗捣筛，每用三两，水一斗，煎至八升，乘热淋洗患处。

《圣济总录·卷第一十一》

【按】麻木为痛。

治白虎风昼夜游走疼痛，**原蚕蛾散**方。

原蚕蛾炒一分　白僵蚕炒半两　蝉蜕炒　地龙白色少泥者微炒各一分

右四味，捣罗为散，先用干脯一片炙熟，安病人所卧席底当痛处，不得令知，若其夜痛甚难治，痛缓即易治。来日待病人起后，取脯看必有异，脯色赤，每服用散三钱匕；脯色青黯，每服四钱匕，温酒或米饮调下，空心。服药后更吃酒令小醉，汗出即愈。

《圣济总录·卷第十》

【按】历节风之类，仲景乌头汤之外，虫蚁搜剔络邪，亦是一法。

治风腲腿四肢缓弱，骨节疼痛，皮肤不仁，肌肉虚满，腰脚沉重，举止无力，**五加皮汤**方。

五加皮　萆薢　独活_{去芦头}　防己　牛膝_{酒浸切焙各二两}　桂_{去粗皮}　赤茯苓_{去黑皮}　防风_{去叉}　附子_{炮裂去皮脐}　薏苡仁　当归_{切焙}　秦艽_{去苗土}　茵芋　海桐皮　赤芍药_{各一两}　羌活_{去芦头}　麻黄_{去根节}　丹参_{各三分}

右一十八味，剉如麻豆，每服五钱匕，水一盏半，入生姜一枣大拍碎，同煎至七分，去滓温服不拘时。

《圣济总录·卷第一十一》

【按】茵芋辛温，逐血痹，通络隧，惟有毒，选用当慎。

治遍身发痒如虫行，**藁本散**方。

藁本_{去苗土}　蒺藜子_{炒土（疑"去"）角}　人参　白花蛇_{酒浸去皮骨炙各三分}　枳壳_{去瓤麸炒}　防风_{去叉}　威灵仙_{各半两}　防己_{一分}

右八味，捣罗为细散，每服一钱匕，食后温酒或荆芥汤调下。

《圣济总录·卷第一十一》

治肺风皮肤瘙痒，或生瘾胗疥癣，**苦参丸**方。

苦参_{一斤}　白荚_{去皮并子椎碎二斤以水一斗浸揉取浓汁滤去滓熬成膏}

右二味，捣苦参为细末，白荚膏和丸，如梧桐子大，每服三十丸，荆芥薄荷酒下。

《圣济总录·卷第一十一》

【按】白荚殆即皂荚，涤痰而疏风也。

治风瘙瘾胗，兼皮肤痛痒，**苦参丸**方。

苦参_{三两}　防风_{去叉}　枳壳_{麸炒去瓤}　乌蛇_{酒浸去皮骨炙各二两}　漏芦_{去芦头一两半}　大黄_{剉炒二两半}

右六味，捣罗为末，炼蜜和丸，如梧桐子大，每服二十丸，食后温浆水下日再。

《圣济总录·卷第一十一》

【按】此方清热泻火，祛风解毒，正合今日肥甘杂进，膏粱厚味者所致湿疹热疮之需，乌蛇、大黄之能美容瘦身已为人们关注，而苦参清泄热毒，独擅胜场，养颜益肤，比肩漏芦，犹未为药界重视。

治丹毒瘾胗，**升麻膏**方。

升麻 白薇 漏芦去芦头 连翘 芒硝 黄芩去黑心 蛇御 枳壳去瓤麸炒各三两 山栀子仁四十枚 蒴藋四两

右一十味，细剉，以水三升，猪脂三升煎，候水涸去滓干瓷器中盛，遇有疾涂之。

《圣济总录·卷第一十一》

【按】蛇御即蛇衣，衣以外御寒暑。

治中风头痛面赤，熻熻发热，恶风烦闷，身痛如碎，**防风汤**方

防风去叉 白术 桂去粗皮各一两 细辛去苗叶半两 赤芍药 黄芩去黑心 甘草炙各一两 麻黄去根节煮掠去沫三两 石膏碎二两

右九味，粗捣筛，每服五钱匕，水一盏半，大枣二枚劈破，煎至八分去滓，空心温服日再。

《圣济总录·卷第一十二》

治风虚汗出不止，**石膏散**方。

石膏碎 甘草炙剉 苍术米泔浸去皮剉炒微黄 麻黄根各一两

右四味，捣为细散，每服二钱匕，以浆水调下，食前服，日三夜再。

《圣济总录·卷第一十三》

【按】湿热蒸腾，汗出不止者宜之，盖风虚由于湿热也。

治风虚多汗，夜卧尤甚，床席衣被尽湿，**黄芪汤**方。

黄芪剉 人参各二两 麻黄根 牡蛎煅赤各三两 枸杞根 白皮二两半 龙骨四两

右六味，粗捣筛，每服三钱匕，水一盏，大枣一枚劈破同煎，去滓取六分，空心服日三。

《圣济总录·卷第一十三》

【按】自汗、盗汗者极具效验。

治风虚多汗，夜卧尤甚，**杜仲散**方。

杜仲去粗皮炙剉二两 黄芪剉 牡蛎煅赤各三两 麻黄根五两

右四味，捣罗为细散，每服二钱匕，煎败扇汤调下，食后服

日二。

《圣济总录·卷第一十三》

治风消，**五补人参丸方**。

人参　白茯苓去黑皮　黄芪薄切　地骨皮　熟干地黄焙干各一两

右五味，捣罗为末，炼蜜丸如梧桐子大，每服二十丸，温酒下，夜卧时服。

《圣济总录·卷第一十三》

【按】因风致消，故谓风消，类今脂质代谢紊乱，有中风之前兆，而合并糖代谢紊乱之消渴也。

治热毒风攻心烦闷，**犀角汤方**。

犀角镑　白鲜皮　黄芩去黑心　玄参　钩藤各一两半　葛根二两　石膏碎三两

右七味，粗捣筛，每服三钱匕，水一盏，煎至七分去滓，入竹沥少许，再煎一二沸，食后服。

《圣济总录·卷第一十三》

【按】本方为温病气营两燔治方，为叶、吴清营名方之先绪。

治风邪伤人，寒热时作，头痛烦躁，周身疼痛，颈项拘急，**大安汤方**

麻黄去根节汤煮掠去沫焙四两　防风去叉一两半　芎䓖　羌活去芦头　桔梗去芦剉炒　柴胡去苗　赤箭　白鲜皮　蔓荆实去皮各一两　独活去芦头　前胡去芦头各一两半　甘草炙剉半两　人参　松花各二两　石膏碎研三两

右一十五味，粗捣筛，每服五钱匕，水一盏半，薄荷五叶，煎至八分，去滓温服，不拘时。

《圣济总录·卷第一十三》

【按】扶正祛邪、表里双解方，刘河间自炫发明，唐宋早已习用。

治中风寒热，头目昏眩，肢体疼痛，手足痹，上膈壅滞，**解风汤方**。

人参　芎䓖　石膏碎研各二两　防风去叉　独活去芦头　甘草炙剉　麻黄去根节汤煮掠去沫焙各一两　细辛去苗叶半两

右八味，粗捣筛，每服三钱匕，水一盏，生姜三片，薄荷五叶，煎至七分，去滓温服，不拘时。

《圣济总录·卷第一十三》

治阴阳不和，寒热往来，头目昏重，身体烦疼，咳嗽咽干，鼻塞清涕，**柴胡散**方旧名地熏散。

柴胡去苗土一斤　人参五两　甘草炙四两　白术三两　半夏汤浸煮软切作片子焙干　黄芩去黑心各五两　防风去叉三两

右七味，粗捣筛，每服三钱，水一盏，生姜五片，同煎至七分，去滓温服，不计时候。

《圣济总录·卷第一十三》

【按】变化仲景法，入防风专祛外风，以辅柴胡之不逮。

治风惊恐，恍惚多忘，神气怯弱，**龙骨汤**方。

龙骨二两半　白茯苓去黑皮　远志去心　当归切焙干　甘草炙令微紫剉　防风去叉　人参各二两　桂去粗皮一两半

右八味，粗捣筛，每服三钱匕，水二盏，生姜三片，枣二枚，同煎至一盏去滓，空心午时夜卧各一服。

《圣济总录·卷第一十四》

【按】本方益气聪明，专主惊风所致神志疾患。

治风热惊悸，心神不安，常多恐怖，**茯神饮**方。

茯神去木　生干地黄焙　人参　菖蒲　沙参各一两　天门冬去心焙一两半　犀角镑　远志去心　甘草炙剉各半两

右九味，粗捣筛，每服三钱匕，水一盏，赤小豆二七粒，同煎至六分去滓，不计时候温服。

《圣济总录·卷第一十四》

【按】风惊之阴虚火旺者宜之。

治首风头痛，**菊花散**方。

菊花　地骨皮　石膏研　蒺藜子炒去角各一两　甘草炙剉半两

右五味，捣研为散，每服一钱匕，热汤点，食后服。

《圣济总录·卷第一十四》

治肾气虚厥，语声不出，足废不用，**地黄饮方**。

熟干地黄 巴戟天 山茱萸 苁蓉 附子 石斛 五味子 桂
茯苓 麦冬 远志 菖蒲

《圣济总录·卷第五十一》

【按】后世刘河间《宣明论方》地黄饮子治中风喑厥风痱，名
擅千古，迄今犹称道刘氏贡献，凡论著、专著、教科书皆千篇一
律，不知《圣济》地黄饮方组成、主治与之悉同，而早河间方五六
十年矣，刘氏只在《圣济》地黄饮后加一"子"字，遂攘为己有。
足证不读唐宋方，贻害无穷。

治肾气虚厥，语声不出，足废不用，地黄饮方。

熟干地黄 巴戟天 山茱萸 苁蓉 下附子 石斛
五味子 桂 茯苓 麦冬 远志 菖蒲

《圣济总录·卷第五十一》

【按】 后世刘河间《宣明论方》地黄饮子治中风
喑厥风痱，名擅千古，迄今犹称道刘氏贡献，
凡论著、专著、教科书皆千篇一律，不知《圣济方地
黄饮方 组方、主治与之悉同，而早河间方五、六十
年矣， 刘氏只在《圣济》地黄饮后加一"子"
字，遂攘为己有。足证不读唐宋方，贻害无穷。

44

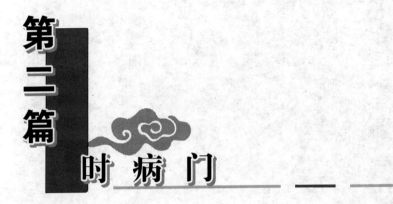

第二篇

时病门

《新民晚报》

2007 年 6 月 19 日
星期二

责任编辑/黄小阳

E-mail:hxg@wxjt.com.cn
24小时读者热线:962288

灵兰别酥

"秘方"不秘

潘华信

一位中医博士最近对我说，在他的一次同学聚会中，有位已经下海专做新药开发的医学博士炫耀，称搞到了一张祖传的"秘方"，专治痢疾，疗效能立竿见影。在同学们的追问下，不肯不肯不将这一味药的内容露了，只有这一味药：大黄、巴豆。听到这里，我不禁感慨系之，其实此方并不秘，它就是两千年前张仲景的经典名方：三物备急丸。只要你去翻新华书店，在书架上挑出《金匮》一书，何秘之有？

可随手翻检得到。且是专业搞药物开发的，连老祖宗的经典名方也不知得，何博之有呢？说明教育有问题，作为当年站在讲台上的教师之一的我，也应该检讨子。

十分凑巧，又得到一个信息：某省有一位女青年患妇科出血，十分严重，久经医治，中西药俱罔效，已到了面色土黄、注嬴垂至的地步，家人惊惶无比，百般寻医觅药，忽打听到一张民间秘方：青菜、绞汁服。不妨一试，不意屡想这是普通不过的田间野草，便随心采集绞汁给病人服用了起来，《千金方》收方五千三百首，唐代《外台》收方六千余，宋代《太平圣惠》载方一万六千余，

金元，明清代更是删繁就简，医学由繁变而"熟速"了。清代医界竟达成了"熟速"汤头（医方）三百首，不会开方也会开"的共识，二方与三百之比，明眼人一望即知，多少无价之宝被随手抛弃了。

删繁就简之后做医生自然是方便了，但也容易被人钻空子。一个药方上拿来一个药方，随随便便任唐，未医方制的，就可以卖得价中，舒心地坐汽车、住别墅。所以我主张要揭金元、明清、康唐，未医方，避免上当受骗，一千年来唐未医方被后世不成唐未医方的所谓专家曲解，槽蹋得已不像样子，有的甚至达到了指鹿为马的程度。如果一味再有从下去，难保已变得秘不起说明我们的后辈而得秘密和茫无知，迫使我们今天的感叹和无知，与号做健身广播练习口令，研究中医究竟与号做健身广播练习口令，不能只听懂口令去，

其实大抵不秘的，古书中早已写得明明白白，它们的源头在任唐、宋、唐代，千余、宋代，载方一万方余，

真是方剂之海洋，秘方之渊薮，治病活命之指归，可惜金元变制，到了

目逐步恢复到了正常经量，面色也随之红润不少，正是所谓："草药一味，气煞名医"。或许会以为这回该是货真价实的"秘方"了吧？我说也不算，原来小蓟所说的青菜来，就是中药小蓟，按小蓟原见诸前本草《别录》，称它能"养精保血"，其后唐代名医孟诜注《食疗本草》中总结经络："女子月候伤过，捣汁半升服之"，唐未医家习用，所以一点也不

但也容易被人钻空子

提　示

一、按《小品》观点，伤寒、温病、暑病、时行为不同性质之外感病：冬时伤寒，中而即病者为伤寒；不即病而寒毒内藏，至春发病为温病；不即病至夏发病为暑病；感非时之气，有传染倾向者为时行。

二、华佗已提出时病烂胃发斑理论，认为热毒误下，能致烂胃。热微者，赤斑出；剧者，黑斑出。此后叶天士胃烂发斑说之嚆矢。

三、近人奉金·刘完素为治热病之开山，以为宋前治伤寒温病侧重辛温解表，完素之后，方始重辛凉解毒、表里双解诸法。其观点因循迄今，实有悖史实，宋前颇擅用寒凉治温，并成为当时普遍风气，其例不胜枚举，如《千金》治"表里大热欲死方"，麻黄、葛根与石膏、大黄合剂；《外台》疗晚发伤寒，柴胡、升麻与石膏、栀子同剂；《肘后》温毒发斑黑膏方：生地、豆豉合剂；《深师》石膏汤：麻黄、豆豉合石膏、黄连、黄柏、黄芩；《集验》疗伤寒、斑出，用豆豉、大青；《圣惠》治时气表里如火，藉葛根、升麻合石膏、大黄、寒水石；《圣惠》治热病头痛，用防风、菊花、葛根合石膏、黄芩等等，说明这些宋前学验，直接被完素所沿袭，《保命集》所谓"余自制、双解、通圣之剂"，实是其"自炫"欺世之说。

四、辛凉解表之外，治温其他大法如甘寒存津、增液承气、转热透气、凉营清热、辟温解毒、泄热透斑等等，唐宋医方中俱已齐备，本章节中可显见。

《阴阳大论》云：春气温和，夏气暑热，秋气清凉，冬气冰冽，此则四时正气之序也。冬时严寒，万类深藏，君子周密，则不伤于寒。触冒之者，乃名伤寒耳。其伤于四时之气，皆能为病，以伤寒为毒者，以其最成杀疠之气也。中而即病者，名曰伤寒；不即病者，寒毒藏于肌肤中，至春变为温病，至夏变为暑病。暑病者，热极重于温也。是以辛苦之人，春夏多温热病者，皆由冬时触冒寒冷之所致，非时行之气也。凡时行者，春时应暖而反大寒，夏时应热而反大冷，秋时应凉而反大热，冬时应寒而反大温，此非其时而有其气。是以一岁之中，长幼之病多相似者，此则时行之气也。

《外台秘要方·卷第一》

【按】仲景作《伤寒论》曾撰用《阴阳大论》，足证其为后汉前医论。经《伤寒论》、《小品》、《外台》等纂载，其旨流传后世，难能可贵。此论要点凡三：一、"君子周密，则不伤于寒"，即《内经》"正气存内，邪不可干"义；二、伤寒为毒疠之气，伤寒、温病、暑病为不同时期发病之病名，其中伤寒为新感，温、暑属伏气，开有清一代新感伏邪论之先河；三、时行为非时之气所感者，因时邪流行而相互传染，故病者证状相类。如今日临床之"流脑"，据流行病学之调查，凡冬日燠暖，而春寒料峭者，其病极易流行，则为本论之验证也。

王叔和曰：伤寒之病，逐日浅深，以施方治。今世人得伤寒，或始不早治，或治不对病，或日数久淹，困乃告医。医又不知次第而治之，则不中病。皆以临时消息制方，无不效也。今搜采仲景旧论，录其证候、诊脉声色、对病真方有神验者，拟防世急也。又土地高下、寒温不同，物性刚柔、餐居亦异。是故黄帝兴四方之问，岐伯举四治之能，以训后贤，开其未悟，临病之工，宜须两审也。

《外台秘要方·卷第一》

【按】由晋迄初唐，仲景是伤寒名家已渐为医人共识，而其方论，或隐或现，秘而未公诸于世，经由叔和搜采整辑后，渐次成书《张仲景方论》三十六卷，为仲景之学之不朽功臣。自叔和而至思邈三四百年间，亦未广为流传，故孙氏犹有"江南诸师秘仲景要方不传"之叹，于《翼方》中又加纂录，与王氏本互证，大意相同，而文字颇有出入。

《经心录》论曰：伤寒病错疗，祸及如反覆手耳。故谚云有病不治，自得中医者，论此疾也。其病有相类者，伤寒热病，风温湿病，阴毒阳毒，热毒温疫，天行节气，死生不同，形候亦别，宜审详也。

《外台秘要方·卷第一》

【按】《经心录》相传宋侠撰。《旧唐书·本传》称："宋侠者，洺州清漳人，北齐东平王文学孝王之子也，亦以医术著名，官至朝散大夫，药藏监，撰《经心录》十卷，行于世。"《隋志》作八卷，《宋志》作五卷，俱佚而未之见。本条由《外台》辑录，流传迄今，吉光片羽，弥足珍贵，言疗伤寒尤要于内伤杂病，误治则祸在反覆间耳，今医界谚曰：不服药为中医，知亦源自《经心》矣。本论强调伤寒与热病、风温湿病、阴毒阳毒、热毒温疫、天行节气相类而又不同，肇自《难经》伤寒有五之说，而概括尤广，增阴阳热毒时行病等，为世殊病移，疗病实践经验之总结。其中阴阳毒论治虽先见自仲景，而至初唐《千金》所载四时五脏阴阳毒，内容大相径庭，侧重苦寒泄热耳，惜《经心》方药已佚，未能与《千金》相论证其曲折变化也。

《小品》曰：古今相传，称伤寒为难治之疾，时行温疫是毒病之气，而论治者不判伤寒与时行温疫为异气耳。云伤寒是雅士之辞，天行温疫是田舍间号耳，不说病之异同也。考之众经，其实殊矣。所宜不同，方说宜辨，是以略述其要。经言：春气温和，夏气暑热，秋气清凉，冬气冰冽，此四时正气之序也。冬时严寒，万类深藏，君子周密，则不伤于寒。或触冒之者，乃为伤寒耳。其伤于四时之气，皆能为病，而以伤寒为毒者，以其最为杀厉之气也。中而即病，名曰伤寒。不即病者，其寒毒藏于肌骨中，至春变为温病；至夏变为暑病。暑病，热极重于温也。是以辛苦之人，春夏多温病、热病者，皆由冬时触冒寒冷之所致，非时行之气也。凡时行者，是春时应暖而反大寒，夏时应热而反大冷，秋时应凉而反大热，冬时应寒而反大温，此非其时而有其气。是以一岁之中，病无长少多相似者，此则时行之气也。伤寒之病，逐日深浅，以施方治。今世人得伤寒，或始不早治，或治不主病，或日数久淹，困乃告师。师苟依方次第而疗，则不中病。皆宜临时消息制方，乃有效耳。

《备急千金要方·卷第九》

【按】《小品》首载自《隋书·经籍志》，称十二卷，陈延之撰，成书年代众说纷纭，大约为东晋至刘宋间，唐时尚存，惜后亡佚不传，宋林忆、高保衡称："臣尝读唐令，见其制，为医者，皆习张仲景《伤寒》、陈延之《小品》。张仲景书今尚存于世，得以迹其为法，莫不有起死之功焉。以类推之，则《小品》亦仲景之比也，常痛其遗逸无余。及观陶隐居《百一方》、王焘《外台秘要》，多显方之所由来，乃得反覆二书。究寻于《千金方》中，则仲景之法十居其二三，《小品》十居其五六"。（《备急千金要方·后序》）又宋·孙兆亦云："古之如张仲景、《集验》、《小品方》最为名家"。（《外台秘要·序》）可证《小品》自东晋而迄唐曾辉煌一时，与仲景《伤寒论》风云际会，各有千秋。

《小品》认为伤寒与时行温疫截然有别，为两种不同病因的外感病，批评了当时所谓同病雅俗称谓的提法。伤寒为中而即病者，至春为温病，夏为暑病，皆寒毒内伏所致；时行则非时之气所致者，由于气候反常感受相同病原而造成，故其病流行而症状相似。治疗则循伤寒深浅原则，或临时消息变化，即常变结合方克有效，从而指明了当时对伤寒、时行病混淆不清的认识及治疗原则，其实皆古医经《阴阳大论》之余绪。

华佗曰：夫伤寒始得，一日在皮，当摩膏火灸之即愈。若不解者，二日在肤，可依法针，服解肌散发汗，汗出即愈。若不解，至三日在肌，复一发汗即愈。若不解者，止，勿复发汗也。至四日在胸，宜服藜芦丸，微吐之则愈。若病困，藜芦丸不能吐者，服小豆瓜蒂散，吐之则愈也。视病尚未醒醒者，复一法针之。五日在腹，六日入胃，入胃乃可下也。若热毒在外，未入于胃，而先下之者，其热乘虚入胃，即烂胃也。然热入胃，要须下去之，不可留于胃中也。胃若实热为病，三死一生，皆不愈。胃虚热入，烂胃也。其热微者，赤斑出，此候五死一生；剧者，黑斑出者，此候十死一生。

《备急千金要方·卷第九》

【按】华佗此论难能可贵，要点有二：其一阐发伤寒汗、吐、下大法；其二提出温热发斑理论。伤寒汗吐下法，大抵不离《素问·热论》："其未满三日者，可汗而已；其满三日者，可泄而已"意旨，然亦不可拘守日数，当以临床脉证为凭，古医经《正理伤寒论》曰："脉大浮数，病为在表，可发其汗；脉细沉数，病在里，可下之。由此则虽日过多，但有表证而脉大浮数，犹宜发汗，日数虽少，即有里证而脉沉细数，犹宜下之。正应随脉证以汗下之。"（《黄帝内经素问注》见王冰注）洵属名言至理，此唐前已经阐发，与后世墨守三日为期论治者自有高下之别。其二所论温热烂胃发斑说，向为后世学者忽视，晚近于温证斑疹论述，皆归功叶桂发明，实则华佗早已提出，且有胃虚热、胃实热、赤斑、黑斑等预后之辨别，盖早有清诸家千余年矣。

王叔和曰：夫阳盛阴虚《外台》作表和里病，汗之则死，下之则愈；阳虚阴盛《外台》作里和表病，下之则死，汗之则愈。夫如是则神丹安可以误发，甘遂何可以妄攻。虚盛之治《外台》作表里之治，相背千里；吉凶之机，应若影响。然则桂枝下咽，阳盛则毙《外台》作表和则毙；承气入胃，阴盛以亡《外台》作里平以亡。若此阴阳虚实之交错，其候至微；发汗吐下之相反，其祸至速。而医术浅狭，不知不识，病者殒没，自谓其分。至令冤魂塞于冥路，夭死盈于旷野，仁爱鉴兹，能不伤楚。夫伤寒病者，起自风寒入于腠理，与精气分争，荣卫否隔，周行不通。病一日至二日，气在孔窍、皮肤之间，故病者头痛、恶寒，腰背强重，此邪气在表，发汗则愈。三日以上，气浮在上部，填塞胸心，故头痛、胸中满，当吐之则愈。五日以上，气沈结在脏，故腹胀身重，骨节烦疼，当下之则愈。明当消息病之状候，不可乱投汤药，虚其胃气也。经言：脉微不可吐，虚细不可下。又夏月亦不可下也，此医之大禁也。脉有沈浮，转能变化，或人得病数日，方以告医，虽云初觉，视病已积日在身，其疹療结成，非复发汗、解肌所除，当诊其脉，随时形势救解求免也。不可苟以次第为固，失其机要，乃致祸矣。此伤寒次第病三日以内发汗者，未当风解衣，夜卧失覆，寒温所中，病时有疾疫贼风之气，而相染易，为恶邪所中也。至于人自饮食生冷过多，腹脏不消，转动稍难，头痛身温，其脉实大者，便可吐下之，不可发汗也。

《备急千金要方·卷第九》

【按】王叔和所称"阳盛阴虚""阳虚阴盛"，《外台》训"盛"

为和，训"虚"为病，殊为允当，表病则汗，里病则下，不可颠倒，否则其祸至速。叔和称"又夏月亦不可下也，此医之大禁也"，盖夏月人处溽暑熏蒸中，腠理玄府开豁，胃肠蠕动易速，且多啖瓜果生冷之类，本易腹泻洞泄，其时伤寒发热，非积热肠结，不可下也，故为医之大禁。当今夏月发热与畴昔不同，城市人稠密，居家必制冷、风扇，而人体腠理开泄，最易伤寒，寒性收缩，皮窍毛孔随即密闭，旋即发热，肌肤爽滑无汗，而背脊间凛凛有阴冷感，其证更不可拘于日数而用下法，二十世纪六十年代初，严师苍山先生出诊某区医院，当时酷暑，一产妇高热十数日不退，西医用大量抗生素和退热剂皆无济于事，医者束手，病者神识渐趋昏沉，先生以其伤寒无汗，腠理坚闭，令医院撤冰袋，遂投大剂淡豆豉开泄，又以产妇舌质红绛，兼夹瘀结，辅以鲜生地30克生津化瘀，一剂知，二剂已，体若燔炭，汗出而散，时西医及病者家属皆惊叹不已。晚近医界不少医者治暑病，动辄寒凉，甚则攻下，正犯王叔和本条夏月攻下之大禁，足证古训信不诬也。至于本条所谓"饮食生冷过多……脉实大者，便可吐下之，不可发汗也"，为食滞肠结，其在高者，引而越之，其在下者，攻而逐之，实与寻常伤寒时病者相间，故不可发汗。

《肘后》疗伤寒有数种，庸人不能分别，今取一药兼疗者。若初觉头痛、肉热、脉洪，起一二日，便作此**葱豉汤**方。

葱白一握　豉一升，绵裹

右二味，以水三升，煮取一升，顿服取汗。若汗不出更作，加葛根三两，一方更加升麻三两，水五升，煮取二升，分温再服。徐徐服亦得，必得汗即瘥。若不得汗更作，加麻黄三两去节服，取汗出为效。

《外台秘要方·卷第一》

【按】《难经》有伤寒有五之说，初起发热头痛、形寒、脉浮者，本方皆宜之，唯一应用之条件必须无汗，无汗则藉以热达腠开，邪从汗出。《肘后》称"今取一药兼疗者"，极切临床，千年不废，然"无汗"两字有待补充，伤寒有汗而用之，徒耗阴液，俾邪热深入，此点古人似少说明，案《肘后》仅言"头痛、肉热、脉洪，起一二日"，《别录》称："（豉）主伤寒头痛寒热……"，俱未言及无汗。严师苍山先生学验，倘有汗不彻，仍稍具表证者，用炒香豉，表证微汗兼湿者用清水豆卷，验诸临床，历试不爽。又《范汪方》豉薤汤，治伤寒暴下，滞痢腹痛，盖以豉透发风邪，以薤"温中散结（《别录》）"也，故《纲目》亦藉薤"治少阴病厥逆泄痢"，理同之。

治时病，表里大热欲死方。

大黄　寒水石　芒硝　石膏　升麻　麻黄　葛根

右八味等分，治下筛，水服方寸匕，日二。

《备急千金要方·卷第九》

【按】表热宜透，里热宜清，肺热当宣，胃热当攻，此方宣透清下俱备，是治表里大热之无上妙方。宣透用麻、葛、升，麻藉升、葛温宣而不碍热，升、葛藉麻黄则凉透而更善其泄邪之功，寒水、石膏清肺胃无形之热结，大黄、芒硝涤荡腑肠有形之邪聚，后世表里双解诸方无越于斯焉。

生地黄汤治伤寒有热，虚羸少气，心下满，胃中有宿食，大便不利方。

生地黄三斤　大黄四两　大枣二枚　甘草一两　芒硝二合

右五味合捣，令相得，蒸五升米下，熟绞取汁，分再服。

《备急千金要方·卷第九》

【按】用调胃承气法下胃中宿食，而主以大剂量生地黄增液润燥，增水以行舟，为初唐已立大法，是方王焘亦收入《外台秘要》中，后世《温病条辨》增液承气汤（玄参、麦冬、生地、大黄、芒硝）是本方千年后之余绪，今人只识吴瑭发明，不知唐前业绩，洵数典忘祖。

论曰：凡除热解毒，无过苦酢之物，故多用苦参、青葙、艾、栀子、葶苈、苦酒、乌梅之属，是其要也。夫热盛非苦酢之物不解也。热在身中，既不时治，治之又不用苦酢之药，此如救火不以水也，必不可得脱免也。又曰：今诸疗多用辛甘姜桂、人参之属，此皆贵价难得，常有比行求之，转以失时；而苦参、青葙、葶苈、艾之属，所在尽有，除热解毒最良，胜于向贵价药也。前后数参并用之，得病内热者，不必按药次也。便以青葙、苦参、艾、苦酒疗之，但稍与促其间，无不解也。

《备急千金要方·卷第十》

【按】大酸谓之酢，酢即今之醋也。苦以清热，酸以敛阴，此当时热病寻常治疗大法，《内经》谓"酸苦涌泄为阴"，酸收苦泄，以涌泄邪热也。然亦有医者摒弃常法，谋贵价之药，以迎合富者之心意，与病情相背，时逾千载，世殊人异，而心态、劣迹类之。

治急黄，热气骨蒸两目赤脉方。

大黄一两半，末　生地黄汁八合　芒硝一两

右三味合和，一服五合，日二。以利为度，不须二服。

《备急千金要方·卷第十》

【按】《诸病源候论》有载急黄条，称："脾胃有热，谷气郁蒸，因为热毒所加，故卒然发黄，心满气喘，命在顷刻，故云急黄也……得病但发热心者战是急黄也。"有关急黄资料，历来缺如，后世医人大抵未加关注，而巢氏急黄论述与晚近现代医学总结之重症肝炎、暴发型肝炎、急性黄色肝萎缩吻合一致，耐人寻味者，是病西医亦简称急黄耳，盖唐前医者之重视实践，观察入微，而善于总结于此可见一斑也，与宋后医者之臆测偏仄，固守家法者，自有高下之别。

本方荡涤热毒，有利毒素排泄，祛邪以存正也，而大黄、生地消瘀凉血，大量服用，其止血之功效，远胜于目前西医临床常用诸止血剂，有改善重症肝炎因弥散性血管内凝血（DIC）所致之出血及休克倾向之可能，方极珍贵，有待临床研究。

治伤寒后呕哕方。

通草三两　生芦根切一升　橘皮一两　粳米三合

右四味㕮咀，以水五升煮取二升，随便稍饮，不差，更作，取差止。

《备急千金要方·卷第九》

【按】本方宜于伤寒后胃阴消涸而湿邪稍滞者，胃阴不足则舌红少津乏力便难，湿邪滞留则纳差、呕哕、苔见薄腻，主以芦根、粳米甘养，橘皮和胃化湿止呕，通草淡渗湿邪，与后世缪希雍、叶天士方意如出一辙，可证后世名方，皆有来历。

论曰：伤寒热病，自古有之，明贤睿哲，多所防御。至于仲景，特有神功，寻思旨趣，莫测其致，所以医人未能钻仰。尝见太医疗伤寒，惟大青、知母等诸冷物投之，极与仲景本意相反，汤药虽行，百无一效。伤其如此，遂披伤寒大论，鸠集要妙，以为其方，行之以来，未有不验。旧法方证意义幽隐，乃令近智所迷。览之者，造次难悟，中庸之士，绝而不思。故使闾里之中，岁致夭枉之痛，远想令人慨然无已。今以方证同条，比类相附，须有检讨，仓猝易知。夫寻方之大意，不过三种：一则桂枝，二则麻黄，三则青龙。此之三方，凡疗伤寒不出之也。其柴胡等诸方，皆是吐、下、发汗后不解之事，非是正对之法。术数未深，而天下明贤止而不学，诚可悲夫！又有仆隶卑下，冒犯风寒，天行疫疠，先被其毒，悯之酸辛。聊述兹意，为之救法。方虽是旧，弘之惟新。好古君子，嘉其博济之利，无嗤消焉。

《备急千金翼方·卷第九》

【按】仲景《伤寒论》唐初未广流传，江南诸医偶得而秘之，故孙氏有"江南诸师秘仲景要方不传"之叹，既少传布仲景辨证立方，医者不识，故疗伤寒热病，大抵投以大青、知母等诸寒凉之味，遑论虚实寒热阴阳表里矣。孙氏《千金要方》尚未见仲景方论，至晚年始鸠集要妙，纂辑仲景方论于《千金翼方》中，盖功垂不朽矣。孙氏又总结仲景方论研究方法，提出"方证同条，比类相附"，认为寻方大意，不过一则桂枝，二则麻黄，三则青龙，三种而已，后世伤寒名家如成无己、方中行、喻昌等三纲之说，实俱未越其藩篱。

《张文仲》疗伤寒已四五日，头痛体痛，肉热如火，病入肠胃，宜利泻之方。

生麦门冬一升，去心　生地黄切，一升　知母二两　生姜五两半　芒硝二两半

右五味，以水八升，煮取二升半，纳芒硝，煎五沸，分五服，取利为度。忌芜荑。

《外台秘要方·卷第一》

【按】《旧唐书·张文仲传》："张文仲洛州洛阳人也，少与乡人李虔纵、京兆人韦慈藏并以医术知名。文仲则天初为侍御医……文仲尤善疗风疾，其后则天令文仲集当时名医，共撰风气诸方。"文仲方书后世不传，《外台》仅采其九首而已，《宋以前医籍考》称："德国普鲁西学院所藏西域出土古方书残卷中，有张文仲疗风方，残缺。"惜未见之，谅即文仲疗风气诸方当时本耳。

本方系九首之一，与前《千金》生地黄汤相较，大意相类，亦增液通肠法，而增液又胜《千金》一等，参入麦冬、知母，去大黄之攻涤，徒持芒硝软坚利泻，盖为津枯肠燥所设，《千金》、《外台》载录类方非鲜，足证增液通便已为当时名医常用方，又何待有清一代愚越千年后叶、吴重加发明耶？

疗晚发伤寒，三月至年末为晚发方。

生地黄一斤，打碎 栀子二十枚，擘 升麻三两 柴胡 石膏各五两

右五味，切，以水八升，煮取三升，分五服，频频服，若不解更服。若头面赤，去石膏，用干葛四两。无地黄，用豉一升。煮取三升，分三服。忌芜荑。

《外台秘要方·卷第一》

【按】晚发伤寒，或为温病，或为暑病。本方治之结构至为巧妙，升、柴于透表解肌中寓有清热之功，而石膏辛寒质重气轻，于直清里热中兼能泄越表邪，具清热而不阻遏毛窍，宣解以彻泄里热之妙，复以栀子苦寒直折，生地凉营生津，为辛凉解表、清热养阴之典范方剂。此方治晚发伤寒，故基本不用辛温表药麻、桂之类，足证古人早已熟知辛温、辛凉之别，毋待后世河间饶舌张扬。

《小品》**芍药地黄汤**，疗伤寒及温病，应发汗而不发之，内瘀有蓄血者，及鼻衄吐血不尽，内余瘀血，面黄大便黑者，此主消化瘀血方。

芍药三两 生地黄半斤 牡丹二两 犀角一两，屑

右四味，切，以水九升，煮取三升，分三服。其人喜忘如狂者，加地黄三两、黄芩三两。其人脉大来迟，腹不满，自言满者，为无热，但依方服，不须黄芩也。忌芜荑、胡荽。

《外台秘要方·卷第二》

【按】芍药地黄汤即《千金》犀角地黄汤，《外台》标明出自陈延之《小品方》，则知非创自思邈也。本方擅消化瘀血，主治伤寒蓄血证，即叶氏所谓："入血恐耗血动血，直须凉血散血"之治，业经天士阐发，是方普及于世，数百年来为临床所习用。

《广济》疗虚热，呕逆不下食，食则烦闷，**地黄饮子**方。

生地黄汁六合　芦根一握　生麦门冬一升去心　人参八分　白蜜三合
橘皮六分　生姜八分

右七味切，以水六升煮取二升，去滓，下地黄汁，分温三服。
又疗烦热，呕逆不下食，食则吐出，**麦门冬汤**方。

生麦门冬三两　青竹茹三两　茅根五两　甘草一两　生姜五两　人参
一两

右六味切，以水七升，煮取二升五合，去滓，分温三服。

《外台秘要方·卷第六》

【按】唐时已惯用甘寒育养脾胃之阴，上见地黄饮子方、麦门冬汤方，与清代叶天士甘寒方如出一辙，《外台》另载生芦根八味饮子，亦治津少呕逆食不下，用芦根、生麦门冬、生姜、人参、知母、乌梅、白蜜、竹沥，与明季缪希雍阐发脾阴论治，发明酸甘化阴旨，略无二致，可知唐方为明清医方之先绪，而于甘寒养阴法尤多建树，不必留待叶、薛、吴、王也。

又热病之后，脾胃液涸，内热而呕逆不下食，此上两方宜之，一则甘寒养阴，一则补中和胃，开后世补养脾胃阴液诸方之先河，虽然，益胃生津和中降逆早有仲景麦门冬汤（麦冬、半夏、人参、甘草、粳米、大枣）为祖方，然六朝唐宋诸家各据临床，演化其方，俾甘寒之治大量繁衍，至宋而为鼎盛，金元刘、张、李、朱诸子，大抵各张一是，无暇旁顾唐宋正统，甘寒之治趋向式微，而明清缪、叶、吴、王无非发扬唐宋余波而已，或诟宋人专嗜金石，是俯见涓流而不见江海，仰视丘莽而不见昆仑也。

《集验》疗天行热病口疮，**升麻汤**方。

升麻二两　通草四两　射干二两　羚羊角三两，屑　芍药三两　生芦根
切，一升

右六味，切，以水七升，煮取三升，分为三服。如人行五里

57

更服。

《外台秘要方·卷第三》

【按】《集验方》梁·姚僧垣撰，丹波元胤《医籍考》作"姚僧坦"，《隋志》称十卷，佚。另《隋志》载《姚大夫集验方》十二卷，亦佚，《日本国见在书目录》并载二书，是否即一本，不可确考。

唐之前，仲景方论、《小品》、《集验》并驾风云，最是名家。《北史·姚僧垣传》尽载其验，隋开皇初卒，年八十五，称其"医术高妙，为当时所推，前后效验，不可胜纪，声誉既盛，远闻边（近）服，至于诸蕃外域，咸请托之。"

本方升麻汤疗时病口疮，热毒炽盛，主以升麻二两。案《本经》称其"主解百毒，辟温疾、障邪"，《别录》称"主中恶腹痛，时气毒疠，头痛寒热，风肿诸毒，喉痛，口疮。"清热解毒，无可置疑，《千金》、《外台》、《圣惠》、《圣济》每藉为泻火解毒主药，金元后与柴胡等更易为升阳药，臆测附会，颇不可思议。本方羚羊亦作清热泻火用，与后世主以平肝息风，亦有区别。

疗天行肺热咳嗽，喉有疮，**地黄汤**方。

生地黄切，一升　升麻　玄参　芍药　柴胡　麦门冬去心，各八分
贝母六分　竹叶切，一升　白蜜一合

右九味，切，以水九升，煮取三升，绞去滓，纳蜜再上火煎三沸，含咽其汁勿停，中间不妨食，不利。忌芜荑、热面、猪犬肉、油腻。

《外台秘要方·卷第三》

【按】植物自然汁入药，唐前已习用，唐宋时更趋向鼎盛，临床惯用生地黄汁、生藕汁、百合汁、生姜汁、麦冬汁、荆沥汁、竹沥、生百部汁、恶实根汁、刺蓟根汁、白蜜等等，治病、增液各擅其长，其应用之广泛、选药之灵变，非后人所可比拟，时人或以为甘寒养阴是叶、薛、吴、王之功，咎在不读唐宋医方，不知天士用药亦源自《外台》。第清后甘寒自然汁于临床渐趋式微，以至今日药肆已无可配方，是传统中药治病之又一大损失。而现今韩国药肆犹皆足备生地、石斛、麦冬、芦根等鲜汁，临床配用，至为寻常，盖唐宋遗风未泯耳。

本方治阴津虚之肺热咳嗽，故甘寒与升麻、贝母、竹叶等清热

化痰药同用。

《肘后》疗温毒发斑，大疫难救，**黑膏方**。

生地黄半斤，切，打碎　好豉一升

右二味，以猪膏二升合露之，煎五六沸，令三分减一，绞去滓，末雄黄麝香如大豆者，纳中搅和，尽服之，毒便从皮中出，则愈。忌芜荑。

《外台秘要方·卷第四》

【按】地黄养阴清热之说，古未之见，《本经》谓："主折跌绝筋，伤中，逐血痹，填骨髓，长肌肉，作汤除寒热积聚，除痹"，主活血化瘀宣痹通络，盖言干地黄也，《本经》未尝言及生地黄，而《别录》始言之，亦称"主妇人崩中血不止，及产后血上薄心闷绝……瘀血、留血、鼻血、吐血，皆捣饮之"，尤明确为消瘀凉血止血之用，至《医学启源》始称"补肾水真阴不足"，而具养阴清热功效，然洁古之言是《肘后》本方八百余年后事矣，足证黑膏方中当时藉生地黄以散瘀止血，而豆豉则透发表邪，令邪从汗出，表里相合，急救温毒发斑重证，与今日临床之用作阴虚津涸，表感风邪者又相径庭矣。

《千金》疗伤寒下后呕逆，除热止渴，**五味麦门冬汤**方。

麦门冬去心　五味子　人参　甘草炙　石膏碎各一两

右五味捣筛，三指撮，水一升二合，煮令沸，得四合，尽服。

《外台秘要方·卷第二》

【按】《外台》另载吐讫及灸后渴，服麦门冬饮子方（麦冬、栝楼、竹叶、茯苓、升麻、生芦根、甘草），与本方俱为吐、下、灸后津亏液涸，主以甘寒补充体液，更加石膏、升麻、竹叶等清彻余邪，至为的当周备。

《删繁》疗黄疸者，通身并黄，**茵陈汤**方。

茵陈四两　柴胡四两　升麻三两　龙胆二两　黄芩　大黄各三两

右六味，切，以水九升，煮取三升，分三服。《古今录验》、《千金》同。若身体羸，去大黄，加栀子仁五六两、生地黄切一升。

《外台秘要方·卷第四》

【按】《删繁》谢士泰撰，生平无考，殆六朝人，《唐志》作谢士太，《隋志》十三卷，《旧唐志》作十二卷，亡佚不传，《千金》、《外台》裒辑其遗方颇多。本方主治湿热黄疸之肝胆火炽者，以仲景茵陈蒿汤出入，合柴胡、升麻、龙胆、黄芩等，清热泻火，其实已是后世龙胆泻肝方意之嚆矢焉。《删繁》茵陈汤之后，唐时沿用其方意，以苦寒清化湿热以疗黄疸者，类方颇多，如《千金》"治发黄身面悉黄如金色，小便如浓煮蘗汁，众医不能疗者方"，较《删繁》增栀子一味，盖又近仲景方而参合谢氏苦泄意。

《深师》**石膏汤**，疗伤寒病已八九日，三焦热，其脉滑数，昏愦，身体壮热，沉重拘挛。或时呼呻而已攻内，体犹沉重拘挛，由表未解，今直用解毒汤则挛急不瘥，直用汗药则毒因加剧，而方无表里疗者，意思以三黄汤以救其内，有所增加以解其外，是故名**石膏汤方**。

石膏　黄连　黄柏　黄芩各二两　香豉一升，绵裹　栀子十枚，擘　麻黄三两，去节

右七味，切，以水一斗，煮取三升，分为三服，一日并服出汗。初服一剂小汗，其后更合一剂，分两日服。常令微汗出，拘挛烦愦即瘥。得数行利，心开令语，毒折也。忌猪肉、冷水。出十四卷中。

《外台秘要方·卷第一》

【按】《千金》称"宋齐之间，有释门深师、师道人、述法存（支法存）等诸家旧方，为三十卷。"盖亦南朝深师辑集晋时方论耳。本证是伤寒八九日，表证未解，而当时"方无表里疗者"，故发微表里俱治之旨，以三黄直清里热，加麻、豉透发表邪，俾邪有出路，复以石膏清热解肌各擅其长而从中斡旋之。后世刘完素《保命集》称："经所谓发表不远热，攻里不远寒，余自制双解、通圣之剂，不遵仲景法桂枝、麻黄之药，非余自炫，理在中矣……故善用药者，须知寒凉之味。"近人奉此言为不刊准绳，颇令人持疑，盖直视宋前医学一白纸耳，本方即是一明证，唐宋最知寒凉之味，何待河间自炫？究其理，一则金元乱世，典籍散佚，古书难觅；二则欺世人不读浩瀚古方书也。

《集验》疗伤寒热病十日以上，发汗不解，及吐下后诸热不除，及下利不止斑出方。

大青四两　甘草炙，二两　阿胶炙珠二两　两豉一升，绵裹

右四味，切，以水八升，煮二物，取三升半，去滓，煮三沸，去滓，乃纳胶令烊，分温三服，欲尽更作，常使有余，渴者当饮，但除热、止吐下，无毒。忌海藻、菘菜。

《外台秘要方·卷第一》

【按】热邪深入营血，见发热、下利、斑疹、阴血枯涸，而热邪未罢，不发汗清热，无以透泄，致邪无出路，不滋养阴血，虑正虚无以达邪，而速其阴亡，故豆豉、大青与阿胶合剂，非亲历其证，殆不能体会其曲折细致，症情错杂，非固有思维所能臆测。案自古仲景有栀豉汤，《肘后》有葱豉汤、黑膏汤，葛氏之善用豆豉可以想见，盖无所谓营、卫先后间隔之辨耳，上述三方已被近代医者所接受，而姚氏《集验方》豆豉与阿胶同用，似方无前例，人所不知，其寓意深邃，与黑膏不同，黑膏是疗温毒发斑，本方治热病下利阴精消涸之斑出，前者生地养阴清热护液，后者阿胶维护阴血，不令虚脱耳，其组方可师可法，别开生面。

《崔氏》疗衄鼻，**苦参汤**方。

苦参三分　黄连二两　栀子二七枚，擘　大黄一两　地黄一两，生干者

右五味，切，以水五升，煮取一升半，去滓，分再服。吾其年已疗数十人，无不瘥者，都下地黄难得，遇无使便缺，亦差。忌芜荑、猪肉、冷水。

《外台秘要方·卷第二》

【按】苦参汤与芍药地黄汤不同，适宜于肝胆气火郁勃，湿热蕴结阳明所致鼻衄者，持苦参、黄连、栀子直折逆上之焰，合生地、大黄凉血消瘀，其止血之佳效自非泛泛之可比，故崔氏谓"无不瘥者"。

《延年》**人参饮**，主呕不能食方。

人参八分　厚朴六分，炙　橘皮六分　白术八分　生姜八分

右五味，切，以水四大升，煮取一升五合，分温三服。忌桃李、雀肉等。

《外台秘要方·卷第六》

【按】前《千金》五味麦门冬汤、《广济》地黄饮子因虚热阴亏致呕逆不食，治以地黄、麦冬甘寒养阴为主，本方因病后脾虚不运，痰湿中阻致呕、不食，主以甘温健脾燥湿化饮之治，同属呕逆不食，病机不同，治亦剖别，责在后人详审而选用，非古人"重方药，轻理论"也。

治伤寒邪热在胃，谵言妄语，身体壮热，宜服**大青散**方。

大青三分　远志三分去心　川升麻一两半　柴胡一两去苗　黄芩一两　犀角屑三分　人参三分去芦头　甘草半两炙微赤剉　芦根半两剉

右件药，捣粗罗为散，每服四钱，以水一中盏，煎至五分，去滓，不计时候温服。

《太平圣惠方·卷第十》

【按】宋人治时病承晋唐遗风，擅长清热，本方即是一例。邪热入胃，外则壮热，内则热毒熏灼，神明无以自主，谵言妄语，故清阳明热炽为第一义，本方虽言大青散，实是升麻为主，两味用量多寡悬殊，一望即知，按升麻明清以还多用于升提透疹，而唐宋则藉以清热解毒，故宋人有"无犀角以升麻代之"之说，本方重用升麻一两半，辅以大青、黄芩、芦根清彻中焦炽热。外透则恃柴胡开泄，热达腠开，邪从汗出，内堵用犀角，是症已呈内传之势，用犀角清热解毒，凉血镇痉，令阳明热邪无以深入，亦杜微防渐意，辅远志开泄而安神。复用人参、甘草扶持正气，养正即所以祛邪也，有犀、升、芩、芦之寒凉，辅以人参，驱敌赈济，各擅胜场，其组方之严密，用药之精巧，有逾叶、吴、王辈也。

治伤寒，心膈热毒，烦闷，谵语失度，宜服**生干地黄散**方。

生干地黄二两　玄参一两半　赤茯苓一两　麦门冬一两去心　川升麻一两　甘草半两炙微赤剉

右件药，捣筛为散，每服五钱，以水一大盏，煎至五分，去滓，不计时候温服。

《太平圣惠方·卷第十》

【按】本方若和入叶、薛医案中，亦无人能捡出，别其为《圣惠》方也。近人每称吴瑭总结天士学验，增液养胃为一大发明，读到此方方知是痴人说梦，宋人早开先例，更不知宋方是晋唐绪余，生地、麦冬、元参、石斛、芦根、蔗汁等甘寒诸味是当时寻常用药，且大抵自然生汁，清热生津、沃焦救焚远胜今日临床也。

治时气五日，大热，三部脉悉洪数者，可下之，宜服**大黄饮子方**。

川大黄—两半剉碎微炒　栀子仁三分　枳壳半两麸炒微黄去瓤　黄芩—两
川朴硝—两半　甘草半两炙微赤剉

右件药，都细剉和匀，每服半两，以水一大盏，煎至五分，去滓，不计时候温服。

《太平圣惠方·卷十五》

【按】用承气意，俾时邪热毒从下而泄，佐栀、芩寒凉直折，然倘无阳明腑实者，究非所当，以朴硝软坚，无燥矢内聚总不宜也。

治时气五日，心腹壅闷，骨节疼痛，背膊烦热，不下饮食，宜服**黄芩散方**。

黄芩　栀子仁　犀角屑　赤芍药　柴胡去苗　枳壳麸炒微黄去瓤焙
槟榔以上各一两

右件药，捣罗为散，每服五钱，以水一中盏，煎至五分，去滓，不计时候温服。

《太平圣惠方·卷十五》

【按】时邪温热而骨节疼痛，以柴胡替桂枝仿桂枝汤调和营卫，烦热壅闷持栀、芩、槟、枳清里消积。耐人寻味者，一味犀角耳，案今人治温热守天士信条，"入血恐耗血动血，直须凉血散血"，不循前、后、缓、急之戒，则开口动手便错，然唐宋方用犀角固无卫、气、营、血之圈，有是等症，即用是等药，何谓是等症？热炽心烦耳，用犀角清心泄热，不计时日，天士凉血散血，透热转气诸法，全从唐宋医方得来，稍加条理总结而已，读唐宋方，知天士医学为余绪，研究天士而废唐宋学术，不亦缘木求鱼乎？

治时气六日，烦躁，头痛，小便赤涩，壅热不退，宜服**羚羊角散方**。

羚羊角屑三分　川升麻三分　秦艽三分去苗　木通三分剉　白鲜皮三分

槟榔_{一两}　黄芩_{三分}　麦门冬_{一两去心焙}　川大黄_{一两剉碎微炒}　甘草_{半两炙微}_{赤剉}

右件药，捣粗罗为散，每服五钱，以水一大盏，煎至五分，去滓，不计时候。温服。

《太平圣惠方·卷十五》

【按】本方诸药轻则三分，重则一两，轻重剖别，要在大黄、麦冬、槟榔生津夺下也，羚羊清热，升麻泄毒，盖宋人本意，后世则羚羊要在平肝息风，升麻则透疹升阳，令后人不识古方真面目矣。

治时气八九日，骨热，四肢烦疼，背膊劳闷，手足无力，不能饮食，宜服**柴胡散**方。

柴胡_{一两去苗}　黄芪_{一两剉}　赤茯苓_{三分}　秦艽_{半两去苗}　地骨皮_{半两}黄连_{三分去须}　葛根_{半两}　枳壳_{半两麸炒微黄去瓤}　川大黄_{三分剉碎微炒}　甘草_半_{两炙微赤剉}　鳖甲_{一两半涂醋炙黄去裙襕}

右件药，捣罗为散，每服五钱，以水一大盏，煎至五分，去滓，不计时候，温服。

《太平圣惠方·卷十五》

【按】此类方《外台》、《圣惠》等寻常见之，以时病日久，正气日虚，邪热羁留，故扶正以祛邪，扶正参、芪、归、芎俱不避，祛邪则柴胡、秦艽、地骨皮、葛根、青蒿等，案《本经》鳖甲"主心腹癥瘕、坚积、寒热、去痞"言去积退热，此处柴胡散，为后世秦艽鳖甲类治风劳之先河。

治时气大热，闷乱谵语，宜服**白鲜皮散**方。
白鲜皮　犀角屑　川升麻　大青　甘草_{炙微赤剉以上各一两}
右件药，捣罗为散，每服五钱，以水一大盏，煎至五分，去滓，不计时候，温服。

《太平圣惠方·卷十五》

治时气大热，心狂欲走，宜服**白鲜皮散**方。
白鲜皮_{一两半}　大青　羚羊角屑　玄参　栀子仁　子芩　川大黄_{炙微赤剉}　地骨皮_{以上各三分}

右件药，捣筛为散，每服五钱，以水一大盏，煎至五分。去滓。不计时候，温服。

《太平圣惠方·卷十五》

【按】 前后两方同为白鲜皮散，主治时气大热，《别录》称白鲜皮"疗四肢不安，时行腹中大热，饮水、欲走、大呼……"。故古时列为时行热邪神志烦乱之要药，非如后世治皮肤湿热疹痒之专用药耳。前方犀角，后方羚羊同为清热解毒、安神定志之用，亦无凉血散瘀、平肝息风之区别，热盛闷瞀者皆可用之。

治时气心膈大热烦闷，言语失度，宜服**生地黄饮子**方。

生地黄三两　玄参一两　赤茯苓一两　麦门冬一两　犀角屑一两　甘草半两炙微赤剉

右件药，都细剉，和匀，每服半两，以水一大盏，煎至五分，去滓，不计时候，温服。

《太平圣惠方·卷十五》

【按】 本方即后世增液汤加犀角，存津液而清心定志。清纯而实效，天士沉酣《外台》，撷其精华而发扬于有清一代。

治时气心神狂躁，言语无度，宜服此方。

鸡子二枚取清　白蜜半合　生地黄汁一合　川大黄半两剉碎微炒杵末

右件药，相和令匀，顿服之，以利为度。

《太平圣惠方·卷十五》

【按】 本方宜于热炽阳明而胃液消涸者，以药推症当有舌质红绛了无津液，大便干结，热蒸熏心致心神狂躁，曲突徙薪，须地黄汁、白蜜沃焦救焚，大黄以清彻阳明，盖增水行舟法耳，鸡子白清解热毒以安定神志，昔孟诜有鸡子白合蜜疗热毒之验，本方殆其遗绪，而组方周密，尤胜一筹。

治时气热盛，口中生疮，宜服**升麻散**方。

川升麻　木通剉　射干　麦门冬去心　芦根剉以上各一两　羚羊角屑一两

右件药，捣筛为散，每服五钱，以水一大盏，煎至五分，去滓，不计时候，温服之。

《太平圣惠方·卷十五》

治时气，心脾脏热毒上冲，遍口生疮，宜服**犀角散**方。

犀角屑一两　玄参一两　胡黄连半两　川升麻三分　甘草三分生用　大青半两

右件药，捣筛为散，每服五钱，用水一大盏，煎至五分，去滓，不计时候，温服。

《太平圣惠方·卷十五》

【按】前、后两方俱治时病热盛口中生疮，清热为主。值得深究者，皆用犀、羚，足证犀、羚清热泄毒为古方用法，而息风凉血云云，是后人演革新知也。

治时气，胃热口干，烦躁，渴不止，宜服**赤茯苓散**方。

赤茯苓　栝蒌根　麦门冬去心　生干地黄以上各一两　知母半两

右件药，捣筛为散，每服五钱，以水一大盏，入小麦五十粒，淡竹叶二（三）七片，煎至五分，去滓，不计时候，温服。

《太平圣惠方·卷十五》

【按】本方治时气"胃热"，须与白虎汤治伤寒阳明胃热对待看，有虚、实之异，即后世所谓胃阴不足证也，故与甘寒濡润，滋养胃液为主，列入叶、王温证论治方药中，并无区别，或称甘寒养胃阴是天士发明，是一叶障目，不见泰山也。

治时气热毒上攻，咽喉疼痛，宜服**射干散**方。

射干　川升麻　麦门冬去心　甘草炙微赤剉　犀角屑以上各三分　马蔺根半两

右件药，捣筛为散，每服三钱，以水一中盏，煎至六分，去滓，不计时候，温服。

《太平圣惠方·卷十五》

【按】宋时犀角作清热解毒用，升麻亦然，与今日临床施用相间，今则犀角专在凉营清心，升麻主于升提阳气，盖宋后阐发耳。

治时气烦热，呕逆不止，宜服**麦门冬散**方。

麦门冬一两去心　芦根二两剉　人参二两去芦头　葛根二两剉　陈橘皮一两汤浸去白瓤焙

右件药，捣筛为散，每服五钱，以水一大盏，煎至五分，去滓，不计时候，温服。

《太平圣惠方·卷十五》

【按】本方生津养胃清热降逆，为治时气烦热呕逆之佳方，与温胆法相较，有润、燥之别，晚近临床治烦热呕逆，动辄温胆，然须苔腻为宜，倘胃液消涸者，惟此方为当，加入一味竹茹则更为周匝。

治时气表里如火，烦躁欲死，宜服**大黄散**方。

川大黄半两剉碎微炒　寒水石半两　川芒硝半两　石膏半两　川升麻半两
甘草半两炙微赤剉　葛根半两

右件药，捣细罗为散，每服不计时候，以新汲水调下二钱。

《太平圣惠方·卷十六》

【按】刘河间《保命集》云："余自制双解、通圣之剂，不遵仲景法桂枝、麻黄之药，非余自炫……故善用药者，须知寒凉之味。"明、清以降，迄今诸多学者，辄奉其言为圭臬，以为寒凉治温是刘氏发明，尊为寒凉学派之开山，不知刘氏所谓"自制"，皆有来历，印证本方大黄散，即知河间鼓舌自炫耳。要之，宋方亦非发明，盖菲枕晋唐遗意，显然可见。

治时气壮热烦渴，**麦门冬散**方。

麦门冬一两去心　五味子一两　人参一两去芦　头甘草一两炙微赤剉　石膏二两

右件药，捣筛为散，每服三钱，以水一中盏，煎至六分，去滓，不计时候，温服。

《太平圣惠方·卷十六》

【按】即生脉散加石膏、甘草，因时气烦渴气阴两涸，而热邪猖披，故养正清邪并行不悖，然以汗多者为宜，暗有一线防脱机理内寓。此方唐时已习用，《外台》所载为《深师》方，延续数百年，实效取胜耳。

治时气头痛不可忍者，宜服**淋顶汤**方。

石膏十两捣碎　栀子仁三两　竹叶一握　甘菊花三两　豉心三合　葱白
十四茎切

右件药，以水六大碗，煮取二碗，去滓，内有嘴瓶中，稍热，淋注顶上。

《太平圣惠方·卷十五》

【按】外邪束表，内热郁勃而致头痛者，治在透邪清热，表里双解。本方淋顶汤为外治法，别出心裁，内服亦具效验。又原文称"服淋顶散"，因属外治，"淋"当作"用"看。

治时气大热不退，谵语，大便难，**大黄圆方**。

川大黄二两剉微炒　黄芩　犀角屑　猪苓去黑皮　枳壳麸炒微黄去瓤　川朴硝以上各一两

右件药，捣罗为末，炼蜜和捣三二百杵，圆如梧桐子大，每服不计时候，以麦门冬汤，温温下三十圆。

《太平圣惠方·卷十六》

【按】大黄、朴硝、枳壳急下存阴，犀、芩消彻心、肝无形之炎熏，猪苓导热下行，大剂麦冬生津养阴斡旋其中，后世所谓增液承气，犀、羚清心云云，俱在唐宋方中耳。

治时气壅毒不退，发斑遍身，烦热，大小便不利，**羚羊角散方**。

羚羊角屑　栀子仁　麦门冬去心　川升麻　川大黄剉碎微炒　玄参　黄芪剉　甘草炙微赤剉　赤芍药以上各一两

右件药，捣筛为散，每服五钱，以水一大盏，煎至五分，去滓，不计时候，温服。

《太平圣惠方·卷十五》

治时气热毒在脏腑，欲发赤斑，宜服此方。

生地黄汁五合

右件药，于锅中，以成炼了猪脂半斤相和，煎十余沸，滤去滓，入麝香搅令匀，每服二合，尽服之，毒当从肉中为汗出，便愈。

《太平圣惠方·卷十五》

【按】生地黄汁宋前惯用于临床，金、元后渐少投，明、清医家间或用之，近百年几已绝迹。近称宋方香燥，是一犬吠影，众口附之，则百犬吠声也。读《圣惠》可知耳食之非。

治时气口干舌缩，心神烦躁，不得睡卧，宜服此方。

栝蒌_{一枚开窍留盖子去子留瓤}　白蜜_{一合}　竹沥_{一合}　酥_{一合}　生藕汁_{一合}

右件药，相合，内于栝蒌中，以面裹，煻火烧候面黄熟，即倾入器中，放温，每服半合，不计时候服。

《太平圣惠方·卷十五》

【按】"不计时候服"可作频服、大量服之理解。时病日久，阴液消涸，厥少火燔，此方增水沃焦也，然亦有今日补充体液之意内寓。

治时气头痛壮热，食即呕逆，宜服**枇杷叶散**方。

枇杷叶_{半两拭去毛炙微黄}　人参_{半两去芦头}　陈橘皮_{半两汤浸去白瓤焙}　黄芩_{半两}　栀子仁_{半两}　石膏_{一两}

右件药，捣筛为散，每服五钱，以水一大盏，入生姜半分，枣三枚，煎至五分，去滓，不计时候，温服。

《太平圣惠方·卷十五》

【按】栀子苦寒清泄三焦之热，然能致呕，非邪热猖披而致呕逆者，似当去之。枇杷叶止呕逆，唐宋方惯用之。

治时气心胸妨闷，呕逆，不下食，宜服**芦根散**方。

芦根_{一握剉}　前胡_{半两去芦头}　甘草_{半两炙微赤剉}　人参_{二两去芦头}　桔梗_{一两去芦头}　枇杷叶_{半两拭去毛炙微黄}

右件药，捣筛为散，每服五钱，以水一大盏，入竹叶二七片，煎至五分，去滓，不计时候，温服。

《太平圣惠方·卷十五》

【按】与前方枇杷叶散相较，邪热渐戢，而正虚已见，故以甘药调养。又《新修本草》谓"疗呕逆不下食，胃中热，伤寒患者弥良"，唐宋后渐作热病烦呕之用。

治时气十日已上，时有呕逆，欲得饮水，此胃中伏热不散，宜服**犀角散**方。

犀角屑_{三分}　麦门冬_{一两半去心}　黄芩_{一两}　石膏_{二两}　川朴硝_{一两}

芦根一两到

右件药，捣筛为散，每服三钱，以水一中盏，入青竹茹一分，生姜半分，煎至六分，去滓，不计时候，温服。

《太平圣惠方·卷十五》

【按】热极致呕，清彻伏热即是止呕也。

治时气呕逆不下食方。

生姜汁半两　蜜一合

右件药，相合令匀，不计时候，频服。

《太平圣惠方·卷十五》

【按】病后胃虚宜之。

治时气呕逆不下食方。

半夏半两汤洗七遍去滑　生姜一两

右件药，到碎，以水一大盏，煎至六分，去滓，分为三（二）服，不计时候，温服。

《太平圣惠方·卷十五》

【按】饮邪致呕宜之。

治热病，心胸烦热，口干，皮肉黄，宜服**生地黄煎**方。

生地黄汁五合　生栝蒌根汁五合　蜜二合　生麦门冬汁五合　酥一两
生藕汁一合

右件药，一处相合，于锅中熬令稍稠，每服，不计时候，抄服半匙。

《太平圣惠方·卷十八》

【按】热病阴液耗伤，故径与大剂甘寒，润泽沃焦，有逾叶、薛、吴、王辈。

治时气烦渴不止方。

右取生藕，捣绞取汁一中盏，入生蜜一合，搅令匀，不计时候，分为二服。

《太平圣惠方·卷十六》

【按】本方只藕、蜜两味，藕甘寒，《别录》："主烦渴、散血、生肌"，时气耗液，津乏上承，藕汁补充体液之耗也。蜜甘平，益气补中，《本经》称"安五脏诸不足"，辅生藕汁，培生生气液。

治时气余热不退，发渴躁闷，宜服**大黄散**方。

川大黄_{剉碎微炒}　栀子仁　犀角屑　麦门冬_{去心}　黄连_{去须}　地骨皮　甘草_{炙微赤剉以上各一两}

右件药，捣筛为散，每服五钱，以水一大盏，煎至五分，去滓，不计时候，温服之。

《太平圣惠方·卷十六》

【按】余热伤阴劫液为渴，上扰神明为躁闷，虽属余邪，仍当铲根，大黄荡涤热邪即是存阴，犀角凉营清心，即是安抚神明。其方组合是有清诸医先河。

治时气五七日，头痛，余热不解，宜服**解肌散**方。

葛根_{一两剉}　柴胡_{一两去苗}　麻黄_{三分去根节}　赤芍药_{半两}　黄芩_{半两}　甘草_{半两炙微赤剉}　桂心_{半两}　石膏_{二两}

右件药，捣筛为散，每服五钱，以水一大盏，入生姜半分，煎至五分，去滓，不计时候，温服之。

《太平圣惠方·卷十六》

【按】此河间表里双解辈之先绪，可知宋人亦知"寒凉之味"，不待刘氏"自炫"也。

治时气热毒在脏，大肠不通，宜服**羚羊角散**方。

羚羊角屑_{一两}　麦门冬_{二两去心}　大腹皮_{一两剉}　川大黄_{一两剉碎微炒}　川升麻_{一两}　柴胡_{一两去苗}　甘草_{半两炙微赤剉}

右件药，捣筛为散，每服三钱，水一中盏，煎至六分，去滓，入玄明粉一钱，搅令匀，不计时候温服。

《太平圣惠方·卷十五》

【按】邪热在内，炎炽三焦，无形毒焰与有形积滞胶固互结，此方以柴胡透表，羚羊、升麻清泄，大黄、玄明粉荡涤，麦冬、甘草存津清热，周匝精审，亦表里双解之类，河间方之滥觞。

治热病一日，宜服**发汗麻黄粥**方。

麻黄_{一两去根节} 豉_{半合}

右件药，用水一大盏，煎至一盏，去滓，下粳米半合，煮作稀粥，乘热顿服，衣盖取汗。

《太平圣惠方·卷十七》

【按】热病初起邪在浅表，凡无汗者皆可用此方，每获覆杯之效，即经所谓"体若燔炭，汗出而散"。本方煮作稀粥服，藉热粥以助汗，汗出通体，又赖以养胃也。

治热病七日，或寒或热，来往不定，腹中虚热，热毒不退，心神不安，宜服**生地黄煎**方。

生地黄汁_{半升} 生麦门冬（疑原文脱"汁"字）_{半升}蜜_{半升} 人参_{一两去芦头} 白术_{一两} 桂心_{一两} 甘草_{一两炙微赤剉} 地骨皮_{二两} 川升麻_{一两} 石膏_{二两} 蓴菜心_{切半升}

右件药，都剉，以水三大碗，煎至一碗，绞去滓，下蜜、地黄、麦冬汁三味，同熬令稀稠得所，放冷，不计时候，每服半合，服之取汗。

《太平圣惠方·卷十七》

【按】热病日久，正虚津亏，故恃甘药扶养为主，邪热未清，以石膏、升麻直折焰毒，桂心、地骨皮轻轻透邪，疏通腠理，令里邪走表留得一线蹊径。

治热病头痛，骨节烦疼，宜服**葛根散**方。

葛根_{一两剉} 石膏_{二两} 赤芍药_{一两} 甘草_{一分炙微赤剉} 甘菊花_{一两} 黄芩_{一两} 防风_{半两去芦头}

右件药，捣筛为散，每服四钱，用水一大盏，入生姜半分，煎至六分，去滓，不计时候，温服。

《太平圣惠方·卷十七》

【按】即表里双解法，表则透邪，里则清热，大肠秘结者，入大黄、芒硝，亦是表里双解大意。后人笃信河间辛凉、表里双解大法是其发明，因不读唐宋医方故耳。

治热病，热毒在心脾，狂乱烦躁，宜服**白鲜皮散**方。

白鲜皮_{一两} 川大黄_{半两剉碎微炒} 大青_{半两} 麦门冬_{一两去心焙} 黄芩

半两　甘草半两炙微赤剉

右件药，捣粗罗为散，每服四钱，以水一中盏，入竹叶三七片，煎至六分，去滓，不计时候，温服。

《太平圣惠方·卷十七》

【按】白鲜皮祛风燥湿、清解热毒，今临床列作疮毒疥癣之专药，宋前则广其用，热病狂乱者，亦藉为主治，本方即其一端，又《本经》称"主头风、黄疸、咳逆、淋沥……"，尤非目下肤疾之限。

治热病，心肺热壅，狂言不安，宜服**龙齿散**方。

龙齿一两　人参一两去芦头　白鲜皮三分　川升麻三分　葳蕤三分　秦艽三分去苗　川大黄一两剉碎微炒　石膏一两半　川芒硝一两

右件药，捣筛为散，每服五钱，以水一中盏，煎至六分，去滓，不计时候，温服。

《太平圣惠方·卷十七》

【按】宋人组方驳杂，是其特色，攻下有硝、黄，清热用石膏、升麻，复入人参，盖扶持因邪热消灼而淋漓涣散之元气也，据实构方，非如后世之执方套症、刻板不移。

治热病，热毒攻心，烦躁狂言，精神不定方。

生地黄汁三合　生姜汁一合　薄荷汁一合　白蜜一合　地龙半两微炒去土捣细罗为末

右件药，以四味汁相合，入地龙末，搅令匀，不计时候，分温二服。

《太平圣惠方·卷十七》

【按】本方润泽轻灵，为后世所不传，地龙息风定惊治标，生地汁沃焦救焚图本，而辅生姜、薄荷、白蜜为液，又各擅胜场，姜汁合地黄为古方交加散，入络化瘀，合薄荷则走表，透发郁热，合白蜜则和中，俾厚砥柱。

治热病烦渴，饮水无度，宜服**犀角饮子**方。

犀角屑三分　石膏二两　知母三分　川升麻三分

右件药，细剉，用水二大盏，入竹叶三七片，小麦五十粒，煎

73

至一盏，去滓，入土根汁一合，栝蒌根汁一合，搅令匀，不计时候，分温二服。

《太平圣惠方·卷十七》

【按】无犀角则以升麻代之，有犀角则协同戡除鸱张之邪毒，盖为后世所谓热邪深入营分而设，石膏、知母清气分大热，气营兼顾，非叶、吴所谓气营两燔之证治乎？合入竹叶、小麦清心安神，土根汁、栝蒌根汁清热生津。周匝灵思，后世罕匹。

治热病，发汗后，热毒未尽，因有所惊，发热癫狂，宜服**羚羊角散**方。

羚羊角屑半两　犀角屑半两　茯神半两　龙齿一两　铁粉一两　黄芩半两　甘草半两炙微赤剉　防风半两去芦头　地骨皮三分　人参一两去芦头

右件药，捣细罗为散，每服五钱，以水一大盏，煎至五分，去滓，不计时候，温服。

《太平圣惠方·卷十七》

【按】虽已发汗，阴液未涸，心神骛驰，故治在重镇。

治热病发狂，心热烦闷，多惊，不得卧睡，宜服**茯神散**方。

茯神三分　犀角屑半两　龙齿一两　川升麻半两　麦门冬一两去心　玄参半两　甜甘根一两剉　黄芩三分　黄连一两去须

右件药，捣筛为散，每服三钱，以水一中盏，煎至五分，去滓，下朴硝一钱，地黄汁一合，搅令匀，不计时候，温服。

《太平圣惠方·卷十七》

【按】阴津略损，酌加甘寒。

治热病，已得汗，热不解，腹满胀痛，烦躁发狂，宜服**柴胡散**方。

柴胡一两去苗　川大黄三分剉碎微炒　黄芩三分　赤芍药三分　枳壳半两麸炒微黄去瓤　半夏三分汤浸七遍去滑

右件药，捣筛为散，每服五钱，以水一大盏，入生姜半分，煎至五分，去滓，不计时候，温服。

《太平圣惠方·卷十七》

【按】热病腹痛，夹瘀滞不清，故用大柴胡法，今临床之胆道感染诸疾颇类之。

治热病，心气热盛，恍惚不定，发狂，妄有所见，宜服**天竹黄圆方**。

天竹黄三分 牛黄一分细研 朱砂三分细研水飞过 麝香一分细研 黄连一两去须 铁粉一两 远志三分去心 甘菊花半两 马牙硝半两细研 龙齿三分 茯神半两 龙脑一分细研 金银箔各五十片细研 甘草一分炙微赤剉

右件药，捣罗为末，都令匀，炼蜜和捣三二百杵，圆如梧桐子大，不计时候，以荆芥汤，或薄荷汤，嚼下十圆。

《太平圣惠方·卷十七》

【按】紫雪、至宝、牛黄清心之类，起源在宋，用荆芥、薄荷汤送服，俾邪热转表，亦转热透气大意也。

治热病口干，烦热，宜服**芦根散**方。

芦根二两剉 地骨皮一两 茅根一两剉 甘草三分炙微赤剉 葛根一两剉 麦门冬一两半去心焙 黄芩一两 川升麻一两

右件药，捣粗罗为散，每服一钱，以水一中盏，入竹茹一分，煎至六分，去滓，不计时候，温服。

《太平圣惠方·卷十八》

【按】邪热渐戢，阴津消涸所宜。今人每称甘寒育阴大法为有清诸医贡献，不知醴泉有源，早在宋前耳。

治热病口疮久不愈方。

天门冬一两半去心焙 川升麻一两 玄参一两

右件药，捣罗为末，炼蜜和圆，如弹子大，每服，以新绵薄裹一圆，含咽津。

《太平圣惠方·卷十八》

【按】古方以升麻为清热解毒主药，与洁古之后印象大相径庭，盖因人移事耳。

治热病发赤斑，心神烦躁，宜服**升麻散**方。

川升麻一两 川大黄一两剉碎微炒 甘草半两生用 犀角屑一两 玄参一两 人参一两去芦头

右件药，捣细罗为散，每服，以新汲水调下二钱，日四五服。

《太平圣惠方·卷十八》

【按】伏毒发斑，营焰扰心。总在解毒两字下工夫，甘、寒、苦、咸，每臻其极，足见宋人学验矣。

治热病，热毒斑出，头面遍身，**大青散**方。

大青二两　阿胶半两捣碎炒令香燥　豉一合

右件药，都以水一大盏半，煎至一盏，去滓，内胶令消，不计时候，分温二服。

《太平圣惠方·卷十八》

【按】大青凉血散瘀、清热解毒，治热毒斑出，堪称专长。本方又妙在阿胶、豆豉两味，阿胶入血固血，滋阴润燥，豆豉宣发腠理，与阿胶相合，搜剔血络之邪，鼓邪外达，而免伤阴之弊，古方有葱豉汤、栀豉汤、黑膏汤（地黄、豆豉，出《肘后》），各有所宜，唐、宋出胶、豉汤，滋阴发汗，亦透热转表意，为《圣济总录》阿胶汤（阿胶、大青、甘草、豆豉）治伤寒热病发斑之先绪。

治热病，遍身生热毒疮，痒痛，有脓水，宜服**玄参散**方。

玄参一两　羚羊角屑一两　黄芪一两剉　川升麻一两　大青一两　漏芦二两　地骨皮一两　川大黄一两剉碎微炒　甘草半两炙微赤剉

右件药，捣筛为散，每服三钱，以水一中盏，煎至六分，去滓，不计时候，温服。

《太平圣惠方·卷十八》

【按】此方用黄芪托毒，《本经》所称："主痈疽、久败疮，排脓……"，非藉以固元气，漏芦主皮肤热，治恶疮，与玄参、羚羊、升麻、大青、大黄辈合剂，更擅其清泄肤毒之功。

治阳盛发狂有斑，大小便秘涩，**大青散**方。

大青　知母　黄芩去黑心　大黄煨　山栀子仁　升麻　黄连去须各一两　甘草炙剉半两

右八味，捣罗为散，每服三钱匕，入朴硝一钱匕，用蜜水调下。

《圣济总录·卷二十一》

【按】此类方治寒凉之极，为河间方之祖，非谓前人不知寒凉也，溯其源，则《删繁》早已开其端。

治伤寒后胃热引饮，烦渴不止，**茯苓地黄汤**方。

赤茯苓去黑皮　生干地黄焙　栝蒌根各一两　知母焙半两　麦门冬去心焙一两半

右五味，捣粗筛，每服五钱匕，水一盏半，入小麦一百粒，淡竹叶三五片，枣三枚劈破，同煎至八分，去滓温服，不拘时。

《圣济总录·卷二十三》

【按】本方即《圣惠方》赤茯苓散，更名茯苓地黄汤，甘寒润泽，当属北宋生津治温之寻常方药耳。甘寒之剂在《圣惠》、《圣济》中在在可见，俯拾即是，兹信手随举，如"治伤寒鼻衄地黄饮方。生地黄汁、蜜"；"治时病壮热，头痛鼻衄不止，生地黄饮方。生地黄汁、生藕汁、生姜汁、生蜜（《圣济》卷二十九)"，非后世五汁饮之类欤？

治伤寒咳嗽，**五味子饮**方。

五味子炒　麻黄去根节汤煮掠去沫焙　阿胶炙燥　陈橘皮汤浸去白焙各一两　甘草炙剉　杏仁汤浸去皮尖双仁炒各半两

右六味，粗捣筛，每服三钱匕，水一盏，入生姜三片，同煎至六分，去滓温服，不拘时候。

《圣济总录·卷二十四》

【按】咳嗽用麻黄、橘皮、杏仁、甘草不足奇，妙在五味、阿胶两味，合五味为小青龙汤遗意，既化饮，又止咳，痰之能略出而咽痒剧咳者，可酌加敛咳之品，如五味、五倍、乌梅、诃子之类，盖缓咳亦所以治嗽也。本方入阿胶，意寓两层，或痰中有血，藉以固络止血，或津乏燥咳，以之补肺润燥，即后世喻西昌清燥救肺之立意也。

治伤寒咳嗽，**紫苏汤**方。

紫苏叶一两　麻黄去根节汤煮掠去沫焙一两半　杏仁汤浸去皮尖双仁炒二两　甘草炙剉半两

右四味，粗捣筛，每服三钱匕，水一盏，煎至六分，去滓温服，不拘时候。

《圣济总录·卷二十四》

【按】寻常方治，简且效，看似平常却奇崛也，于今日临床，非二三十味广络原野不可。

治伤寒肺热咳嗽头痛，**石膏汤**方。

石膏二两　人参　贝母炮去心各半两　麦门冬去心焙　赤茯苓去黑皮各三分

右五味，粗捣筛，每服五钱匕，水一盏半，入竹叶三七片，同煎至八分，去滓食后温服。

《圣济总录·卷二十四》

【按】古方治伤寒，人参随机加入，邪热而耗伤元气者，自当赈济驱敌兼筹并顾之。

治伤寒后咳嗽，**桔梗汤**方。

桔梗炒一两　紫菀去苗土一两半　桑根白皮剉　赤茯苓去黑皮　贝母杏仁汤浸去皮尖双仁炒　人参各一两　甘草炙剉三分

右八味，粗捣筛，每服五钱匕，水一盏半，入枣三枚劈破，同煎至八分，去滓食后温服。

《圣济总录·卷二十四》

治伤寒干呕不止，手足逆冷，**姜橘汤**方。

生姜切焙　陈橘皮汤浸去白焙

右二味，等分，粗捣筛，每服三钱匕，水一盏，煎至七分，去滓，不拘时候温服。

《圣济总录·卷二十五》

【按】姜橘止呕是寻常验方耳。干呕逆冷欲脱者，当加入参、附回阳救逆，汗多淋漓者，龙、牡、五味亦具敛阴扶元之功。

治伤寒后服冷药过多，胃寒呕哕，不下饮食，**人参汤**方。

人参　白术　白茯苓去黑皮　附子炮裂去皮脐　陈橘皮汤浸去白炒各一两桂去粗皮　干姜炮各半两　丁香一分

右八味，粗捣筛，每服五钱匕，水一盏半，生姜半分拍碎，粳米半匙，煎至一盏，去滓温服，不拘时。

《圣济总录·卷二十五》

【按】寒凉过剂，胃阳被遏，治当辛甘发越之药，如入吴萸更为贴切。

治伤寒脾胃虚冷，呕哕不思饮食，**厚朴汤**方。

厚朴去粗皮生姜汁炙　　人参各一两　　枇杷叶炙拭去毛　　肉豆蔻去壳各半两　白茯苓去黑皮一两半

右五味，粗捣筛，每服三钱匕，水一盏，生姜三片，煎至七分，去滓温服，空心食前。

《圣济总录·卷二十五》

【按】二十世纪五十年代，沪渎名医陈道隆先生擅用枇杷叶，以之和胃止呕，化痰除咳，健脾醒胃，娴熟于临床，其用须拭去毛，蜜炙而包，悉如《圣济》本方之制。当时西医内科泰斗邝安堃教授师事于道隆先生，殷勤问对，传为当时海上医界之一佳话。

治伤寒哕逆呕吐，虚气妄行，**通正散**方。

丁香　干柿蒂各一两　莲子肉五十枚去心

右三味，捣罗为细散，每服二钱匕，温酒调下，饭饮亦得。

《圣济总录·卷二十五》

【按】《济生方》丁香柿蒂汤仅丁香、柿蒂二味，《圣济》早于《济生》，想当时治呕逆风气如斯；又本方入莲子肉，养胃健脾又胜一筹，宋人于噤口痢亦用，其益胃开噤止哕之功，可以想见。

治伤寒呕哕不止，或吐酸水，**丁香汤**方。

丁香三分　厚朴去粗皮生姜汁炙　干姜炮各一两　高良姜一分

右四味，粗捣筛，每服三钱匕，水一盏，煎至五分，去滓热服，不拘时，兼治一切冷气吐逆。

《圣济总录·卷二十五》

【按】虽宜于寒湿为吐逆，然其治呕制酸之效彰彰，倘湿热为患者，合入黄连，亦可奏功。

治伤寒呕哕不止，**柿蒂汤**方。

干柿蒂七枚　白梅三枚

右二味，粗捣筛，只作一服，用水一盏，煎至半盏，去滓温服，不拘时。

《圣济总录·卷二十五》

【按】降逆而合入酸甘化阴，于胃阴有亏者更宜之。

治伤寒呕哕，日夜不止，**荜澄茄汤**方。

荜澄茄　高良姜_{各三分}

右二味，粗捣筛，每服三钱匕，水一盏，煎十余沸，入醋少许，搅匀去滓，热服不拘时。

《圣济总录·卷二十五》

【按】两味温中降逆和胃止呕之圣药也，极具效验，屡试不爽。

治伤寒一二日，便成阳毒，或服药吐下之后，变成阳毒，腰背痛，烦闷不安，面赤狂言，或见鬼神，或下利，脉浮大数，面赤斑纹如锦，咽喉痛，吐脓血，五日可治，七日不可治，**升麻汤**方。

升麻　犀角_镑　射干　黄芩_{去黑心}　人参　甘草_{炙剉各一分}

右六味，剉如麻豆大，每服五钱匕，水一盏半，煎至八分，去滓温服，食顷再服，温复出汗，未汗再服。

《圣济总录·卷二十七》

【按】清热解毒而与人参同用，明清迄今临床俱少援引，本方示人以一格，盖古今医学习惯之不同矣。

治阳毒伤寒未解，热结在内，恍惚如狂者，**大黄汤**方。

大黄_{剉炒一两半}　桂_{去粗皮三分}　甘草_{炙剉}　木通_剉　大腹皮_{剉各一两}　桃仁_{二十一枚汤浸去皮尖双仁麸炒}　芒硝_{二两}

右七味，粗捣筛，每服四钱匕，水一盏半，煎至八分，去滓温服，不拘时，以利为度。

《圣济总录·卷二十七》

【按】荡涤与化瘀合剂，仲景已有先例，如桃核承气汤、大黄䗪虫丸、抵当汤等俱是，本方由仲景治太阳病热结膀胱其人如狂之桃核承气汤（桃仁、大黄、桂枝、甘草、芒硝）加味而来，症结在热毒瘀结，益大腹疏通气机，木通导热下行。今日临床于木通审慎用之，其量亦止在数分之间，徒事利水导热，殆无益效。

治伤寒热毒内盛，身发赤斑，**犀角汤**方。

犀角_锉 麻黄_{去根节} 石膏_{各一两} 山栀子仁_{一两半} 黄连_{去须三分}

右五味，粗捣筛，每服五钱匕，水一盏半，煎至一盏，去滓温服。

《圣济总录·卷二十七》

【按】此较河间表里双解法又深入一层，用犀角清解热毒，以身有赤斑藉犀角加重解毒耳。亦《小品》芍药地黄汤（即《千金》犀角地黄汤）之变化矣。

治伤寒发斑，心躁烦乱，**山栀子汤**方。

山栀子仁_{三分} 大青 升麻_{各一两} 阿胶_{炒令燥半两}

右四味，粗捣筛，每服五钱匕，用水一盏半，入豉百粒，同煎至一盏，去滓温服。

《圣济总录·卷二十七》

【按】本方栀子、大青清热解毒，引入升麻救焚之余，又具透达邪气意，复入豆豉，协同热达腠开，俾热邪从肌表透出，则为表里双解之妙着，发人深思者，阿胶与解表、清热合剂，颇为罕见，如地黄入解表剂，《肘后》有黑膏（生地、豆豉），地黄合清热解毒则尤为寻常。地黄习用而阿胶鲜投何者？盖地黄散瘀而阿胶固守，有留邪之弊，故时病而用阿胶必阴竭动血者，本方适应证即是，有清吴瑭三甲复脉汤称从仲景炙甘草汤演化来，然借鉴唐宋此类方似更为直接。

治伤寒发黄壮热，骨节烦疼，两胁下气胀急鞕痛，不能食，宜服**柴胡枳壳汤**方。

柴胡_{去苗} 枳壳_{去瓤麸炒} 黄芩_{去黑心} 栀子仁 茵陈蒿 龙胆 大黄_{剉炒} 甘草_{炙各半两}

右八味，粗捣筛，每服五钱匕，用水一盏半，煎至一盏，去滓早晚食后温服。

《圣济总录·卷二十八》

【按】本方是大柴胡汤与茵陈蒿汤之合剂，以大柴胡法治壮热、胁下痞硬，茵陈蒿法除发黄，于近日临床之胆道感染引起阻塞性黄疸，殊称贴切而效，可见宋人尚实，善变化仲景方也。

治伤寒欲发狂，解毒止躁，**苦参散方**。

苦参一两　黄芩去黑心二两　甘草炙半两

右三味，捣为粗末，每服三钱匕，水一盏煎至七分，去滓入生地黄汁约半合，搅匀去滓，温服不计时候。

《圣济总录·卷二十八》

【按】苦参晚近临床多用于痢疾及疮毒，以其独擅清热、解毒、燥湿之功，古法藉治伤寒发狂，今罕其闻，殆苦寒直折，解毒止躁之效耳。数十年来，西医临床抗生素之应用日新月异，盖以细菌耐药之产生不得不更新创奇，克敌制胜。反思中医临床自金元以还，数百年来用药习俗相沿，循流而忘源矣，今人不读逾万宋方，而专执于汤头三百数，自隘门径耳。

治伤寒发汗后，热毒未尽，因有所惊，狂言欲走，**羚羊角汤方**。

羚羊角屑　犀角屑　防风去叉　茯神去木　黄芩去黑心　玄参　升麻各半两　龙齿研一两　甘草炙一两　竹茹　地骨皮洗焙　人参各三分

右一十二味，粗捣筛，每服五钱匕，用水一盏半，煎至八分，去滓温服。

《圣济总录·卷二十八》

【按】羚、犀与热毒、惊狂不分，热毒用犀、羚，惊狂亦用犀羚，盖唐宋选药组方原则，与今日临床治法有异。

治伤寒狂言欲走，大小便不通，腹痛胀满，**大黄汤方**。

大黄细剉微炒　木通剉各三分　木香一分　升麻　羚羊角屑　白茅根剉　黄芩去黑心各半两

右七味，粗捣筛，每服五钱匕，用水一盏半，入葱白五寸，同煎至八分，去滓温服。

《圣济总录·卷二十八》

【按】二便不通，热毒上燔，神明无主，惟曲突徙薪、铲除腑结，不能折夺其上炎之焰，而复其明府之清灵矣。

治伤寒刚痉，身热仰目，头痛项强，**石膏汤方**。

石膏碎　前胡去芦头各一两　犀角镑　防风去叉　芍药各半两　龙齿研三

分 牛黄研一钱

右七味，粗捣筛，每服五钱匕，水一盏半，入豉一百粒，葱白五寸，煎至八分去滓，不以时温服。

《圣济总录·卷二十八》

治伤寒刚痉，浑身壮热，头痛口噤，筋脉拘急，心神躁闷，**羚羊角汤**方。

羚羊角镑 百合 芎䓖 木通剉 葛根剉 升麻 黄芩去黑心各半两 石膏碎一两 龙齿 防风去叉各三分

右一十味，粗捣筛，每服五钱匕，水一盏半，煎至一盏，去滓不拘时候温服，日再。

《圣济总录·卷二十八》

治伤寒刚痉，壮热头痛，筋脉不能舒展，**犀角大黄散**方。

犀角镑 大黄剉炒各一两 芎䓖半两 石膏二两 牛黄研半分

右五味，捣罗四味为，入牛黄同研令匀，每服一钱匕，不拘时煎淡竹叶汤调下。

《圣济总录·卷二十八》

治时疾壮热，头痛鼻衄不止，**生地黄饮**方。

生地黄汁 生藕汁 生姜汁 生蜜各二合

右四味，和匀，分作三服，每服微煎，食后临卧服。

《圣济总录·卷二十九》

【按】本方掩去出处，直是《临证指南》、《未刻本叶案》之方治耳，天士高出时医一截者，取方迳自《外台秘要》来，不读唐宋方，无异自闭门户，毁弃黄钟。

治伤寒心热，口舌生疮，**地黄煎**方。

生地黄汁三合 蜜五合

右二味，搅匀，慢火煎如稠饧，每服半匙含化，徐徐咽津，不拘时。

《圣济总录·卷第三十》

治伤寒鼻衄，**地黄饮**方。

生地黄汁二合　蜜二合

右二味，搅匀顿服。

《圣济总录·卷二十九》

治伤寒心脾有热，舌本肿痛，**生地煎**方。

生地黄汁半斤　蜜八两

右二味，同搅和匀，慢火煎如稠饧，每服半匙，含化咽津，不拘时候，日二三服。

《圣济总录·卷第三十》

【按】前后三方组成相同，地黄饮治伤寒鼻衄，而用生地黄汁，不经水煮，与生蜜搅匀顿服，生地黄止血，《千金》已载，与生大黄合剂则思邈所谓十治十差神验不传方也，临床确具实效，信非虚妄。以伤寒鼻衄，而非吐血，故小其制，去大黄合白蜜，更具缓中、润下之验。地黄煎治伤寒舌疮，生地煎治伤寒舌本肿痛，两方一也，盖以《圣济》规模须大过《圣惠》，敷衍其数也，其例不可胜数，此处白蜜侧重于清热解毒耳。

治伤寒后，余毒不解，心脏热极，吐血不止，**蜜汁**方。

生藕汁二合　生地黄汁三合　恶实根汁二合　刺蓟根汁二合　蜜一合

右五味，相和搅匀，每服一二合，不计时候，频频服。

《圣济总录·卷第三十》

【按】新鲜自然汁之功效，大抵有除病、益体两大端：清热解毒、化瘀止血为治病，其效验不输于西药抗生素及诸止血剂，且可重复，不信可临床验证；养阴生津，补充体液为益体，凡重证古人无葡萄糖静滴等支持疗法以防厥脱，惟大量自然汁不计时频频服，既抗菌消炎，宁络止血，又维系阴液，固护元阳，此唐宋前医学实践经验之积累，拯危救溺，济世金针。惜明清以后，废置不用，今日临床，已不识古法要妙，药肆亦无生汁供应，难为其事耳！

治伤寒吐血不止，喜忘如狂，热毒不散，内有蓄瘀，**犀角汤**方。

犀角锉一两　大黄剉炒三分　芍药　黄芩去黑心各一两　牡丹皮三分　生干地黄焙一两半

右六味，粗捣筛，每服五钱匕，水一盏半，煎至一盏，去滓食后温服。

《圣济总录·卷第三十》

【按】此犀角地黄合大黄、黄芩，凉血散瘀中苦寒直折之，以其热毒气、营两燔也。惟大黄宜生，不可炒，炒则荡涤之功式微，止血之效几希，《千金》止血川军皆生用，且量宜过钱，方遂将军过关夺门之威。

治伤寒口舌生疮赤烂，**升麻汤**方。

升麻一两　麦门冬去心焙三两　牡丹皮　甘草炙剉各半两

右四味，粗捣筛，每服五钱匕，水一盏半，竹叶三七片，枣二枚劈破，煎至八分，去滓食后温服。

《圣济总录·卷第三十》

【按】升麻常为宋人治头面热毒溃烂外疡之首选药，与金元后变异为升阳药，不啻有霄壤之别。

治伤寒后温病差后夹劳，形体羸瘠，或寒或热，如疟状，四肢烦疼，**黄芪鳖甲汤**方。

黄芪剉　鳖甲去裙襕醋浸炙各一两　知母焙　桑根白皮各半两　甘草炙剉陈橘皮汤浸去白炒　白术各三分

右七味，粗捣筛，每服五钱匕，水一盏半，葱白三寸，生姜三片，煎至一盏，去滓食前温服。

《圣济总录·卷三十一》

【按】此罗谦甫治劳热黄芪鳖甲散，治风劳秦艽鳖甲散诸方之源。

治伤寒后夹劳，寒热往来，进退不时，头痛体痛，口苦咽干，不思饮食，**人参鳖甲汤**方。

人参　鳖甲去裙襕醋浸炙　附子炮裂去皮脐　柴胡去苗各一两　桃仁去皮尖双仁炒　芍药　知母焙　桂去粗皮　乌梅去核炒　陈橘皮汤浸去白炒　当归切焙秦艽去苗土　羌活去芦头　五味子各半两

右一十四味，剉如麻豆，每服三钱匕，水一盏，生姜三片，煎至七分去滓，早晚食前温服。

《圣济总录·卷三十一》

【按】本证属伤寒后劳热，用药仍当偏凉。入附桂者，不关阳虚有寒，藉通络隧，以疗疼痛耳。

治伤寒后，下冷上热，口舌生疮，**大青煎**方。

大青　升麻　射干去毛　苦竹叶　山栀子仁各一两　黄叶去粗皮蜜炙半两　玄参坚者三分　蔷薇根二两　生地黄汁　白蜜各半斤

右一十味，将八味剉如麻豆大，用水五升，煎至一升，去滓下蜜地黄汁，搅匀再煎，如稠饧，以净器盛，每服半匙，含化咽津，不拘时。

《圣济总录·卷第三十》

治伤寒热病后，余热上冲，口舌生疮，**羚羊角汤**方。

羚羊角镑　射干去毛　麦门冬去心焙　芦根各一两　升麻　芍药各三分　木通剉一两半

右七味，粗捣筛，每服五钱匕，水一盏半，煎至八分，去滓食后温服。

《圣济总录·卷第三十》

【按】羚羊、升麻皆作清热解毒之用，非如后世用作平肝息风、升提阳气，倘按今日观点视之，则无法解释宋前组方。金元乃鸿沟，阻隔前后贯通，越过此沟，豁然开朗矣。

治伤寒后口舌生疮，**黄连汤**方。

黄连去须炒一两　大黄剉炒　大青　升麻　黄芩去黑心　甘草炙剉各三分

右六味，粗捣筛，每服五钱匕，水一盏半，煎至八分，去滓食后温服。

《圣济总录·卷第三十》

治伤寒时气，肺热咳嗽，咽喉痛，如有疮，**地黄煎**方。

生地黄汁半升　升麻　玄参　芍药　柴胡去苗各一两　贝母去心三分　麦门冬去心焙一两　竹叶一两　白蜜五两

右九味，除地黄蜜外，细剉，用水五大盏，煎至二盏，去滓下蜜及地黄汁，慢火煎成膏，每服半匙，不计时候，咽津。

《圣济总录·卷第三十》

【按】按方推症，当是肺热痰稠壅阻气道，故藉升、竹、贝、柴清热化痰。另咽痛如疮者，盖厥少之炎蒸腾故耳，地黄汁、麦冬、元参滋水清相以济膈上之液涸，水不足徒恃苦寒无益效。宋方滋水与清肺往往并用，宋后辄分道扬镳，习俗相异，当别具只眼看待。又本方生地、麦冬、元参即是清代各方增液汤，源头在宋前焉。

论曰：伤寒毒攻手足者，热生则肿也。热毒之气，客于腑脏，邪结在里，循经而出，注于四肢，故令人手足烦热赤肿疼痛也。

《圣济总录·卷第三十》

【按】伤寒热毒攻手足，令赤肿疼痛，不知所指何证，殆今日流火、痛风之类欤？姑存其条，聊备一格。

治伤寒后毒气攻手足，肿满疼痛，心神烦闷，**连翘汤**方。

连翘一两　大黄半两剉炒　当归切焙一两　木香半两　麦门冬去心一两焙　防风去叉　羌活去芦头各半两　黄芩去黑心　犀角屑各一两　麝香研一钱　枳壳剉麸炒去瓤　恶实炒各半两

右十二味，粗捣筛，每服五钱匕，用水一盏半，煎至八分，去滓食前温服。

《圣济总录·卷第三十》

【按】无名肿痛之类，病因无从深究，方药值得寻味，表里双解，攻里荡涤，侧重在泄越热毒，麝香走窜，俾灵府清明也。

治伤寒后忽暴嗽失音，语不出，**杏仁煎**方。

杏仁汤浸去皮尖双仁研二两　木通剉　贝母去心　紫菀去苗土　五味子　桑根白皮切　百合各一两　生姜汁半两　沙糖四两　蜜四两

右一十味，除杏仁生姜糖蜜外，细剉，用水五盏，煎至三盏，去滓下杏仁膏姜汁糖蜜等相和，微火再煎如稀饧，以净器盛，每服半匙，水一盏煎开，温服不计时候。

《圣济总录·卷三十二》

【按】木通泻火通淋，临床每作喉痹、淋证之用，然《本经》另称"通利九窍血脉"，本条伤寒后燥痰结热未楚，主治润泽，善其后也，佐入木通令余热下行，通利九窍，与"语不出"，允为切当。

治伤寒后咽喉疮痛口疮，烦躁头痛，毒气上攻，**黄芩汤**方。

黄芩去黑心　大青　山栀子仁　甘草炙剉各半两　升麻　麦门冬去心焙三分

右六味，粗捣筛，每服三钱匕，水一盏，入竹叶七片，煎至六分去滓，食后温服，日三五服。

《圣济总录·卷三十二》

治伤寒后咽喉疼痛，闭塞不通，毒气上攻，**升麻汤**方。

升麻　木通剉各一两　射干　羚羊角镑　芍药各半两　芦根一握

右六味，粗捣筛，每服三钱匕，水一盏，煎至六分，去滓温服日三。

《圣济总录·卷三十二》

【按】升麻清热解毒，主"毒气上攻"，为君药，辅以射、羚、通、芦辈，可以想见宋前用药热点，洁古之后，移作升提阳气之专用，古绪坠失矣。一人之思，可以更改历史，窜变药物功效，宁不令人深思？

治伤寒后舌根肿塞，喉痹，此为脾虚心热，先针舌下两边出血，次服**地黄汤**方。

生地黄二两切　甘草炙剉　大黄各半两　升麻三分　车前子一两

右五味，粗捣筛，每服五钱匕，水一盏半，煎至八分，去滓下朴硝末一钱匕，搅匀食后温服日三。

《圣济总录·卷三十二》

【按】本条所谓"脾虚心热"者，即今日脾阴有亏、心火浮越症也，与上条不同者，尚须增水补阴，故以生地黄为主药，刺舌下、益大黄，导热下行，组用总则，亦寓后世增水行舟义。

治时行疫疠，**辟温汤**方。

甘草　大黄各二钱　皂荚一钱并生用

右三味，细剉，用水二盏，煎至一盏，去滓空心热服，至晚下恶物为效。

《圣济总录·卷三十三》

【按】本方预防时行疫疠热毒之用，所谓小剂防病，盖清彻腑热，令不应外邪也。倘疫疠而非毒炽，正虚而内无实热者，究非所宜。

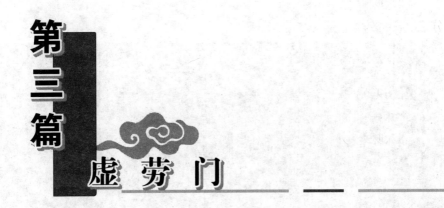

第三篇

虚劳门

新民晚报

衣无禁｜　首席编辑：贺小钢

我是附子迷

潘华信

读书数十年，学而思，思而学，渐渐在学术上能"空谷传声"，不被别人牵着鼻子走了。这里就只说附子一味药。

数百年来医界提到附子可用温阳散寒四字概括，大家没有疑义的。现今中医高校教材讨论的功能是："回阳救逆，补火助阳，散寒止痛。"各种中药辞典也大抵类同，《简明中医药辞典》归纳其适应方为：亡阳，脾胃虚寒，肾阳不足，风寒湿痹。显然，理论与临床就成了附子为特色，近时中医药界出现了时髦的火神派，以遭附附子顽，尽管我对火神两派的火为特色，而不欲苟同外，猜想其宗旨也是立足在附子之效与性之大热两点上，以为加助火能统领人体生理和逆转病理，于是升起了火神的旗帜。当然这又是我个人的臆文生义罢了。既然附子已成了中医药界的宗主，对它的曲丝缕重想是有必要的。

宋以前国人凡得了急症、重病、大病几乎都用附子为主药，汉代医圣张仲景治心致痛，"心腹痛诸症，类风关等俱靠它救治（今书俱在，足可印证），其后附子致死功伤...

的奇效成了医界的共识，此珍贵的认识上比我们来细而周全得多，不同于今日，《神农本草经》指出：《附子》"破症坚积聚，血痹"，《集注》《新修本草》续后承其说。急转弯出现在金元，在特定的历史条件下，温补派丰臬张洁古摒弃了附子，化痰的古药，独独秘道它的温补主："补助阳气不足"，"去症附之沉寒"。由于他是开山山的祖祖，从此后学弟子亦步亦趋，奉其为为金科玉律，消疗古旨遂遭废弃，由古本草结合临床看，附子事实上有两大功能：消癥破积和温阳散寒。末前侧重在消...

症、量，急症在病理结绾大抵相关在瘀，消瘀则通血络，去坚积，除病为先，火旺者亦易能介，宋后专主温补，止步在调理上下工夫。白纸业已经染黑，归复本台就难。消然先生常告诫我们，学术上要保持独立人格，切莫一味随意大呼，我想附子同题上一个样。

近治秦皇岛市来沪就诊的王姓女子郜，冠心心绞痛多年，胸闷压迫状久治不愈，神情萎靡，对治已丧失信心。我用仲景法，持附子破阴回阳，胸阳开朗，患者大喜，续治效在消瘀，非散寒方止归。相类病例，附治皆是，显然效在消瘀，因想：附子用量小，我胆小，从古始世尝兄常用附兑，我胆小，已经有效只在4.5克到9克间，同打印证了四了，未见毒性反应。同时张永先生对我的鼓励：故十年前张永先生对我的曲...

附子的真谛，历经数百年的曲解，被隐匿在古籍底下，我们今天当精勤不倦，剜剖剔解，侔复它本来面目，以使之重见天日，造福于消。

提　示

一、宋前治虚劳之补益方，广有影响而传承不替者，大致有两大类，药性偏温者，如《古今录验》彭祖丸，其源为《外台》所载《素女经》四时补益方，后衍化为《千金》内补散，至宋为《圣济总录》地黄饮，总以地黄、附子、石斛、山药、苁蓉、巴戟、山茱萸等为主，温补精血，宋后古方名不传，实被刘河间地黄饮子所祖，主治中后瘖厥风痱之证。

药性偏凉者，如《延年》枸杞子煎（杞、杏、地、参、茯、天冬、蜜、髓、酥），后其类《千金》人参固本丸（参、二冬、二地）称著于世，至明《先醒斋医学广笔记》为集灵方（参、二地、杞、二冬、膝），清代魏玉璜更广其用，持治临床杂病，名方一贯煎，实合入川楝子一味而已，其本旨则在集灵，《续名医类案》璐按中颇称道其验，《延年》枸杞子煎可视为甘寒补益之先绪，王孟英叹杞子之妙，亦《延年》余绪。

二、补益脾胃，学术界每称宋前用药偏燥，主益脾气，明清后始主用甘寒，育养脾胃之阴。其论实悖史实。《千金》健脾汤（芪、地、芍、姜、蜜、草）、《圣惠》陈橘皮散（陈、参、芦、葛、麦、枇）等皆擅补脾胃之阴，而《圣惠》甘草丸（参、草、地、乌梅）更具酸甘化阴之旨，为后世缪希雍学术之本。

三、药物的古今认识与应用不同，值得今日临床借鉴。如地肤子，今日视作皮肤热疹之专用，藉以清热解毒利湿，而宋前每作补益精气之用，如《千金》内补散，《圣惠》补肝散，只地肤子、生地二味，治虚劳目暗。盖《本经》"补中益精气"、《别录》"强阴"之佐证耳。另如苍术，今专作化湿用，《圣济》菖蒲丸（菖蒲、苍术），持以"补元气"，《圣济》灵芝丸，一味苍术"治脾肾气虚，补骨髓，通利耳目"，作为补精用。

《删繁》论曰：夫五脏劳者，其源从脏腑起也，鼓生死之浮沉，动百病之虚实，厥阴阳，逆腠理，皆因劳瘠而生，故曰五脏劳也。

《外台秘要方·卷第十六》

【按】《隋书·经籍志》称："《删繁方》十三卷，谢士秦撰"。《旧唐书·经籍志》作"谢士泰撰"。鱼鲁之讹，史料无征，殆六朝人，生平亦无所考，《千金》、《外台》载引颇多，藉以后世知闻。本条言简意赅，提挈劳病纲要。盖言劳病源在五脏，而百病因劳而生；治百病主在劳，治劳责在五脏。

又宋前虚劳概念与明清及晚近不同，近世言虚劳主在五脏、阴阳气血之不足，治以滋补为主；宋前虚劳为大概念，因虚邪入，正邪交争，虚实互见，虚则毛瘁色夭，尫羸毕呈，实则腹满闭涩，烦热呕哕，咳嗽喘促，尿痛肠秘等，因五脏虚而受邪，故症状错杂，治亦寒热攻补择宜而施，较之近世之纯虚纯补者大相径庭。

《删繁》论曰：凡肝劳病者，补心气以益之，心王则感于肝矣。

《外台秘要方·卷第十六》

《删繁》论曰：凡心劳病者，补脾气以益之，脾王则感于心矣。

《外台秘要方·卷第十六》

《删繁》论曰：凡脾劳病者，补肺气以益之，肺王则感脾。

《外台秘要方·卷第十六》

《删繁》论曰：凡肺劳病者，补肾气以益之，肾王则感于肺矣。

《外台秘要方·卷第十六》

《删繁》论曰：凡肾劳病者，补肝气以益之，肝王则感于肾矣。

《外台秘要方·卷第十六》

【按】许学士《本事方》：《难经》曰：虚则补其母，实则泻其子。此虚当补其母，人所共知也。《千金》曰：心劳甚者，补脾气以益之，脾旺则感于心矣。此劳则当补其子，人所未闻也。盖母生我者也，子继我而助我者也，方治其虚，则补其生者，《锦囊》所谓"本体得气，遗体受荫"同义。方治其劳，则补其助我者。荀子所谓"未有子富而父贫"同义。此治虚与劳所以异也"。许称心劳补脾源自《千金》，盖未见《外台》之故。《千金》此论未明出处，而《外台》则指源自《删繁》，殆宋时《外台》流传不广，许氏亦未之见。许称"此治虚与劳所以异也"，虚则补母、劳则益子以此为别，究其实则未必然，古人论虚与劳概念不易剖别，或虚劳混称，临床更辄同治之，同治者皆以《难经》虚则补其母为准，而《删繁方》劳则益子则罕其闻，遑论应用，实则《删繁方》旁开《难经》，另辟治虚之一境界而广其用也。

疗肝劳热闷，关格不通，精神不守，气逆上胸，热炎不止，**柴胡下热汤**方。

柴胡　黄芩　泽泻　升麻　芒硝各三两　玄参六两　淡竹叶切　生地黄切，各一升　干姜二两

右九味，切，以水九升，煮取三升，去滓，下芒硝，平旦分三服。忌芜荑。

《外台秘要方·卷第十六》

【按】本方表里双解，柴胡、升麻、姜，辛散解表，黄芩、玄参、竹叶、生地清热养阴，泽泻导火下行，芒硝荡涤腑结，盖治肝劳邪热内郁，令从肌腠外透，从大肠下泄，总之使热邪有所出路，透泄邪热即所以复正治劳也，此宋前治病与明清主在滋补者径庭处。本方治法实与刘完素所谓表里双解法并无二致，可见河间学有渊源，非自发明，欺人不读唐宋方也。

疗肝劳热，恐畏不安，精神不守，闷怒不能独卧，感激惆怅，志气错越，不得安守，**茯苓安肝定精神丸**方。

茯苓　远志去心　防风　人参　柏子仁熬，各五分　龙骨七分　牡蛎熬　大枣肉各八分　甘草四分，炙

右九味，捣筛，白蜜和为丸如梧子，初服二十丸，加至三十丸为度，暖清白饮进之，日再服。忌海藻，菘菜，大酢。

《外台秘要方·卷第十六》

【按】称疗肝劳热，实为安神定志方，后世援引，迄其用颇广，而防风一味，今人罕投，案许学士《本事方》开卷真珠母丸、独活汤治惊悸、神气不宁，真珠母丸用真珠母、人参、柏子仁、龙齿、

枣仁、当归等，与本方大致相类，然须独活汤送服，独活汤以独活、羌活、防风等辛药为主，持辛以宣发郁结、疏解情志错越，则本方为其先河。今日临床抑郁寡欢心理障碍患者颇多，古方辛药，可资参考。

《千金》疗肝劳虚寒，胁下痛，胀满气急，眼昏浊，视不明，**槟榔汤方**。

生姜　附子_{炮，各七两}　槟榔_{七枚，合皮碎}　茯苓_{三两}　桔梗_{四两}　橘皮桂心_{各三两}　白术_{四两}　吴茱萸_{五两}

右九味，切，以水九升，煮取三升，去滓，分为三服。若气喘加芎䓖三两，半夏四两洗，甘草二两炙。忌酢物、生葱、猪肉、冷水、海藻、菘菜、桃李、雀肉等。

《外台秘要方·卷第十六》

【按】桂、附、姜、萸诸辛味药，其用一则祛寒温中，二则通络化瘀、搜剔血络之邪，后者人每忽之，罕其用。本方疗"肝劳虚寒"，循名责实，其证为肝寒络瘀，古今称谓不一，当持历史辩证观念审视之，所谓"胁下痛、胀满气急"俱可为证。既寒、瘀为患，辛味是的当之治矣。

《千金》疗胆腑实热，精神不守，**泻热半夏千里流水汤**方。

半夏_洗　宿姜_{各三两}　酸枣_{五合}　黄芩_{一两}　远志_{去心}　茯苓_{各二两}生地黄_{五两}　秫米_{一斗}

右八味，细切，取流水五斗，煮秫米令蟹目沸，扬之三千下，澄清取五升，煮药取二升半，分为三服。忌羊肉、饧、酢物、芜荑等。

《外台秘要方·卷第十六》

【按】《灵枢》半夏秫米汤治不瞑、不眠，为此方之祖，因胆腑热盛，加生地、黄芩清泄之。

《千金》疗筋实极则手足爪甲或青或黄，或黑乌黯，四肢筋急，烦满，**地黄煎方**。

生地黄汁_{三升}　生葛根汁_{一升，澄清}　生玄参汁_{一升}　大黄_{二两}　栀子仁　升麻　麻黄_{去节}　犀角_{屑，各三两}　石膏_{五两，碎}　芍药_{四两}

右十一味（按原文只十味），切，以水七升，煮取二升，去滓，下地黄汁一两沸，次下葛汁等煎，取三升，分为三服，日再。忌芜荑。《删繁》、《肘后》同。

《外台秘要方·卷第十六》

【按】本方辛凉解表、生津清热，以治表邪未罢、热毒内炽、津液枯涸之热病重证，其法为后世刘河间之祖，刘氏妄称辛凉解表、表里双解乃其发明，是彼无识抑或欺后人不读书耶？举凡解表、清热、生津、荡涤诸药合剂者，宋前医方内比比皆是，俯拾即得，今人何谓刘氏为热病之开山者？

又所谓辛凉法，古法以辛开合寒凉药为伍，与清后之辛凉剂桑菊、银翘辈不同，不可持今日之观念视古方之辛凉，否则不免有违史实，桑菊、银翘轻清透泄，无增火伤津之弊，而少热达腠开、邪从汗出之用，然古方辛凉法以寒凉合诸辛药，麻、桂、姜、葱皆无所避，若"体若燔炭"之证，非古法不能"汗出而散"也，可见辛凉治方有古今之异，吴、王、叶、薛之辛凉固不可轻，古方之辛凉亦不可废也。

《删繁》疗心劳热，口为生疮，大便苦难，闭涩不通，心满痛，少腹热，**大黄泄热汤**方。

大黄 泽泻 黄芩 栀子仁 芒硝各三两 桂心二两 大枣二十一枚、擘 通草二两 石膏八两，碎，绵裹 甘草一两，炙

右十味，切，以水九升，先取一升水，别渍大黄一宿，以余八升煮诸药，取二升五合，去滓，下大黄更煮两沸，去大黄滓下芒硝，分为三服。忌海藻、生葱、菘菜。

《外台秘要方·卷第十六》

【按】本方清热、攻下两全其用，佐桂既免寒凉凝遏，且逐瘀通络，疏浚阻塞，以疗心满痛，寒热并用古旨在通，非今人所谓温阳散寒也。

《删繁》疗脾劳虚损消瘦，四肢不举，毛悴色夭，**牛髓补虚寒丸**方。

牛髓 鹿髓 羊髓 白蜜 酥 枣肉研为脂，各一升 人参四分 生地黄十斤，切，酒二升，渍三宿，出曝，还纳酒中，取尽，曝干 桂心 茯苓各四分 干姜 白术 芎劳各五分 甘草六分

右十四味，捣筛，纳五髓（原文五髓，实三髓，谅是笔误，或酥、蜜亦是）中，微火煎，搅可为丸如梧子，初服三十丸，加至四十丸为剂，日再服，温清酒进之。忌海藻、菘菜、生葱、芜荑、桃李、雀肉、酢。

《外台秘要方·卷第十六》

【按】精不足者补之以味，形不足者温之以气。

《千金》疗脾热胁痛，热满不歇，目赤不止，口唇干裂方。

石膏—斤，碎，绵裹　生地黄汁—升　赤蜜—升　淡竹叶切，五升

右四味，以水一斗二升，煮竹叶取七升，去滓澄清，煮石膏取一升五合，去滓下地黄汁两沸，下蜜煎取三升，细细服之。忌芜荑。

《外台秘要方·卷第十六》

【按】古方制方药多润泽，本方即是一例，清热泄邪、甘寒滋润并行不悖，后世叶天士间或用之，盖得《外台》视作枕中秘故也，人谓唐宋嗜好香燥，无异痴人说梦，若见此等类方，知天士医学俱有来源，非自发明矣。

《千金》疗骨实，酸疼，苦烦热，煎方。

葛根汁—升　生地黄汁—升　生麦门冬汁—升　赤蜜

右四味汁相搅调，微火上煎之三沸，分三服。忌芜荑。

《外台秘要方·卷第十六》

【按】本方为甘寒养液之规范方，有清诸贤之增液汤辈远不能望其项背，盖虚劳液枯热炽，藉以沃焦救焚，又骨实酸疼，地黄生津清热之余，善"主折跌绝筋伤中，逐血痹……除寒热积聚"（《神农本草经》）。又古方诸甘寒液，常伍以蜜，一则助其润泽，二则缓甘寒碍胃之弊，令能耐服、久服也。

《千金》疗虚劳尿精方。

韭子二升　糯米—升

右二味，以水一斗七升，煮如粥，取汁六升，分为三服。精溢同此。

《外台秘要方·卷第十六》

【按】以韭子治尿精为唐前所常用，《深师》有韭子散治尿精白

浊梦遗，方用韭子、菟丝子、车前子、附子、当归、川芎、矾石、桂心。《千金》另有单味新韭子及其他验方，皆当时学验。本方藉韭子强肾固精为主，糯米养胃黏涩佐之。《千金》另有韭子散治小便失精及梦泄精，用韭子、麦冬、菟丝子、车前子、芎劳、龙骨，效用似更彰。

《古今录验》**寄生汤**，疗腰痛方。

桑寄生四两　附子三两，炮　独活四两　狗脊五两，黑者　桂心四两　杜仲五两　芎劳一两　甘草二两，炙　芍药三两　石斛三两　牛膝三两　白术三两　人参二两

右十三味，切，以水一斗，煮取三升，分三服。忌海藻、菘菜、生葱、猪肉、冷水、桃李、雀肉等。

《外台秘要方·卷第十七》

【按】独活寄生汤之类，为当时普遍方治反映，非惟独活寄生一方而已。

《集验》疗风湿客于腰，令人腰痛，**独活汤**方。

独活三两　生姜六两　干地黄五两　芍药四两　防风三两　桂心三两　栝蒌三两　甘草二两，炙　麻黄二两，去节　干葛三两

右十味，切，以水八升，酒二升，煎取三升，分三服，不瘥重作。忌海藻、生葱、菘菜、芜荑。

《外台秘要方·卷第十七》

【按】凡是痛证，宋前皆用麻、桂、姜、附、独等，或释以为祛风散寒，实则通络化瘀更为贴切。否则，按今日温阳散寒之观点，宋前一律为阳虚寒客病症了，殊失允当。

《古今录验》**玄参汤**，疗腰痛方。

玄参三两　人参三两　杜仲四两　芍药四两　桂心一两　生姜二两　干地黄三两　白术三两　通草三两　当归三两　寄生四两　芎劳四两　防风二两　牡丹二两　独活二两

右十五味，㕮咀，以水一斗二升，煮取三升，日三夜一服。忌生葱、桃李、雀肉、生胡荽、芜荑等。

《外台秘要方·卷第十七》

【按】本方与前寄生汤相类，俱治腰痛，因阴虚内热之质，故去附之辛热，但仍入姜、桂、独等辛温之药，合玄参、地黄、丹皮等育阴清热，辨证论治精神一如今日临床，须善读书人爬罗剔抉之选用耳。

崔氏**肾沥汤**，疗肾脏虚劳所伤，补益方。

羊肾一具，切　黄芪二两　干姜四分　当归二两　甘草二两，炙　黄芩二两　远志二两，去心　五味子三合　芍药三两　泽泻二两　人参二两　茯苓二两　大枣二十枚，擘　桂心二两　防风二两　麦门冬四两，去心　干地黄三两

右十七味，切，以水一斗九升，先煮肾减四升，即去肾入诸药，煮取三升二合，绞去滓，空腹分服八合，日三。忌生葱、醋物、海藻、菘菜、芜荑等。

《外台秘要方·卷第十七》

【按】《别录》谓羊肾"补肾气，益精髓"，《晔子》更称"壮阳益胃"，本方治胃亏阴弱，诸多虚羸，益气填精为主，未用辛热壮阳诸味，当是为阴虚内热患者所设。《千金》亦载肾沥散数，主治虚劳百病，男子五劳七伤等，皆主肾沥，复以壮阳益精，较本方为温热，适应不同耳。

《古今录验》**调中汤**，疗虚劳，补益气力方。

麦门冬半两　干枣一两　茯苓半两　甘草半两，炙　桂心半两　当归半两　芍药半两

右七味，切，以水八升，煮取三升，去滓，分服一升，日三。忌生葱、海藻、菘菜、醋物。

《外台秘要方·卷第十七》

【按】本方有补养脾阴之效，是《古今录验》据临床实践，旁出仲景建中法，主治脾胃阴虚之证，以麦冬合归、芍，有生血敛阴之妙，佐诸甘药调补中土，入桂则助生生初阳，具阳生阴长之旨，其调中之奥窔，洵希雍、天士之先驱矣。与建中汤相较，有寒、温之异，补中则一也。

《延年》**枸杞子煎**方，是西河女子神秘有验，千金不传，又名神丹煎。服者去万病，通知神理，安五脏，延年长生，并主妇人久无子，冷病，有能常服大益人，好颜色，年如十五时方。

枸杞子三升　杏仁一升，去皮尖，研　生地黄研，取汁三升　人参十分　茯苓十分　天门冬半斤，捣汁，干者末亦得　白蜜五升　生髓一具，无亦得　酥五升

右九味，各别依法料理，先煎汁等如稀饧，纳诸药煎候如神膏，入水不散即成。一服两匙，酒和服之。忌鲤鱼、酢物。当合之时，净洁向善，即得延年，强记益心力。用王相日合，虽此日复须天晴明无风雨，成满日大良。文仲云：此药性非冷非热，除风理气，镇心填骨髓。更于方内加白术，令人能食。时节既热，又非好日，且可五分中合二分，多合恐酢坏。服觉平稳，续合不迟。张文仲处。忌桃李、雀肉等。

《外台秘要方·卷第十七》

【按】《旧唐书·经籍志》曰："《延年秘录》十二卷"，未记撰人，《日本国见在书目》则称《延年秘录》四卷，作者及成书年代俱无考。本方极精妙，甘养润泽，滋补精血，填充脏腑，药多自然汁，有沃枯滋槁之效，专宜于精血枯槁而内有虚热者，参、杞偏温，可免寒凉遏阳之弊，类方于唐宋医方中颇多，是古时另一补虚通用方也，与《千金》无比薯蓣丸、内补散、《古今录验》彭祖丸、《圣济》地黄饮等滋补而侧重扶阳者为两大类方，本方补阴而生阳，后者温阳而补阴。本方之类在《千金》则有人参固本方（人参、二地、二冬），演变至有明缪希雍《先醒斋医学广笔记》则为集灵方（人参、生熟地、杞子、天麦冬、牛膝）"补心肾、益气血、延年益寿"，其后魏玉璜更广其用，藉治临床杂病，名方一贯煎即集灵意合入一味川楝而已，然其源却出诸唐前也，或妄称唐宋专嗜金石，以本方言之，为叶、薛、吴、王之不能过，洵甘润滋养之典范先绪也。又王孟英于《温热经纬》中盛赞杞子之效，称能养心营、补肝血、益脾阴、滋肺津、填肾精，无所不能，殆亦《延年》余绪也。

《集验》**温胆汤**，疗大病后，虚烦不得眠，此胆寒故也，宜服此汤方。

生姜四两　半夏二两，洗　橘皮三两　竹茹二两　枳实二枚，炙　甘草一两，炙

右六味，切，以水八升，煮取二升，去滓，分三服。忌羊肉、海藻、菘菜、饧。

《外台秘要方·卷第十七》

【按】今典籍俱称温胆汤出诸《千金》，实源自姚大夫《集验》也，《千金》之失，大抵未揭方之由来，而《外台》之得在于明示方剂出处，故考核校雠尤为珍贵。

案姚僧垣于北周曾被授大夫职，故习称姚大夫，盖早孙思邈《千金》数十年，故本方当为《集验》方。

《古今录验》**彭祖丸**，无所不疗，延年益寿，通脏腑，安神魂，宁心意，固荣卫，开益智慧，寒暑风湿气不能伤，又疗劳虚风冷百病方。

柏子仁五合　石斛三两　天雄一两，炮　巴戟天三两，去心　续断三两　天门冬三两，去心　泽泻二两　菟丝子五两　人参二两　干地黄四两　薯蓣二两　远志二两，去心　蛇床子五合，取仁　钟乳三两，炼，研成粉　覆盆子五合　苁蓉六两　山茱萸二两　杜仲三两　菖蒲二两　五味子五两　桂心二两　茯苓二两

右二十二味，捣筛，蜜和丸如梧子，服八丸，日再，渐加至十丸。本方与天门冬散方同，但以覆盆子代菊花。先服药，斋五日，不食脂肉菜、五辛。药宜以酒服，勿令醉。服二十日断白沥；三十日渐悦；六十日眼童子白黑分明，不复泪出，溺血余沥断；八十日白发变黑，腰背不复痛，行步脚轻；百五十日都瘥，意气如年少时，诸病皆除。长服如神。忌鲤鱼、生葱、猪羊肉、冷水、酢物、芜荑、饧。

《外台秘要方·卷第十七》

【按】《古今录验》五十卷，《旧唐书》称甄权撰，所附《甄立言传》则又称甄立言撰，史书未衷一是，所载本方彭祖丸，为唐前补益常用方，调补气血、滋养肝肾，类方殊多，稍有药味出入，以润泽为主，虚冷者益入桂、附及诸石药，以地黄、天门冬、石斛等益阴清热，可缓刚燥热毒之弊，古人制方之妙，非后世俗套呆滞可比。《千金》内补散亦其类，至北宋《圣济总录》衍为地黄饮，刘完素《宣明论》则名地黄饮子，实是古方新用，持治风病，未必允当，益老年风后精血俱亏、音瘖风痱，补精为主者，本方宜之，未可讹传为治风专方也。

内补散，治男子五劳六绝。其心伤者，令人善惊，妄怒无常。

其脾伤者，令人腹满喜噫，食竟欲卧，面目萎黄。其肺伤者，令人少精，腰背痛，四肢厥逆。其肝伤者，令人少血，面黑。

其肾伤者，有积聚，小腹腰背满痹，咳唾，小便难。六绝之为病，皆起于大劳脉虚，外受风邪，内受寒热，令人手足疼痛，膝以下冷，腹中雷鸣，时时泄痢，或闭或利，面目肿，心下愦愦，不欲语，憎闻人声方。

地黄 菟丝子 山萸肉 地麦_{各五两} 远志 巴戟天_{各半两} 麦冬
五味子 甘草 人参 苁蓉 石斛 茯苓 桂心 附子_{各一两半}

上十五味治下筛，酒服方寸匕，日三，加至三匕。

《备急千金要方·卷第十九》

【按】本方乃《宣明论方》地黄饮子之祖方，补肾益精为主，两方构成思维无殊。究其实，亦历古补精通用方也，《外台》所载《素女经》四季补益方为嚆矢，晋唐间常用，至宋遂为地黄饮，《圣济总录》所见已与《宣明论方》地黄饮子药物悉同，而列为暗痱声不出、足不用之首方，惟方名地黄饮，缺一"子"字，《宣明论方》因袭之，自诩发明，后人沿循数百年不辨，黑白颠倒，可不悲乎！兹特拈出更正之。

《经心录》**雄蛾散**，疗五劳七伤，阴痿十年阳不起，皆由少小房多损阳，神女养世得道方。

雄蛾_{十二分，熬} 石斛_{三分} 巴戟天_{二分} 天雄_{二分，炮} 五味子_{二分}
蛇床子_{二分} 薯蓣_{二分} 菟丝子_{二分} 牛膝_{二分} 远志_{二分，去心} 苁蓉_{五分}

右十一味，捣筛为散，以酒服方寸匕，亦可丸服，日三。忌猪肉、冷水。

《外台秘要方·卷第十七》

【按】《经心录》又称《经心方》，《隋书》、《旧唐书》、《新唐书》俱有载，宋侠所撰，初唐人；《旧唐书本传》："宋侠者，洺州清漳人，北齐东平王文学孝王之子也，亦以医术著名，官至朝散大夫，药藏监，撰《经心录》十卷，行于世。"本方以蚕蛾为主药，按《别录》称："原蚕蛾，雄者有小毒，主益精气，强阴道，交接不倦，亦止精"。《经心录》本方之外，《千金》亦颇称道之。本方即当时补肾通用方中，冠以蚕蛾一味，藉以补精强阳，专治阴痿不起，血肉滋养，绝少副作用，可供今日临床备考。

地黄散，主益气调中补绝，令人嗜食除热方。

生地黄三十斤，细切曝干，取生者三十斤捣取汁渍之，令相得，出曝干，复如是九反曝，捣末，酒服方寸匕，食后服勿令绝。

《备急千金要方·卷第十九》

【按】称地黄益气，令人能食者，《千金》本条之前，《肘后》早已称道之："腹中虚冷，不能饮食，食辄不消，羸瘦致之，四肢尤弱，百疾因此互生。生地黄十斤，捣绞取汁，和好面三斤，日曝干，更和汁尽止，末，食后服半合，日三，稍增至三合"。可证晋、唐时地黄健胃亦当时有识医人学验之一，盖旁开《本经》实践经验积累所得，为一家之言，而《本经》则主在"逐血痹，填骨髓"，于益气调中、令人嗜食则略未述及，晋唐之说，近世湮没，概以补肾益精而已，不免生憾。自晋迄明，后惟张介宾详予判析，阐发补脾奥窔，《景岳全书·本草正》曰："地黄产于中州沃土之乡，得土气之最厚者也。其色黄，土之色也，其味甘，土之味也。得土之气，而曰非太阴、阳明之药。吾弗信也"，乃葛洪、思邈后之空谷足音。迨有清则魏玉璜于《续名医类案》中颇多载述其验，地黄补土之旨可谓入木三分、淋漓尽致矣，于咳嗽、泄泻、胁痛、不食等证皆用之而弋获，盖羽翼介宾，而验证《肘后》、《千金》者也。或以为介宾发轫，不知菲枕自晋、唐，矜式葛洪、思邈矣。按地黄补脾健胃，亦非纳差厌食者皆宜，须审慎用之。如湿遏热伏而致胃气困顿者，用地黄则南辕北辙矣。以精虚水不生土者最为得当，即《素问》"谷生于精"妙谛，精血充而土气展，脾胃苏而益气生血，先后天间相得益彰者也。

建脾汤，主脾气不调，使人身重如石，欲食即呕，四肢酸削不收方。

生地黄　黄芪　芍药　甘草各一两炙　生姜二两　白蜜一升

右六味，㕮咀，以水九升，煮取三升，去滓，内蜜搅令微沸，服八合，日三夜一。

《千金翼方·卷第十五》

【按】本方名建脾汤，主药为地黄，且治身重呕吐，与后世地黄主治相背，古今异治当剖析之。今之湿聚苔腻者，似非所当，而脾胃阴虚者正宜之。不必拘守习俗而概弃地黄建脾之古法也。

柔脾汤，主脾气不足，下焦虚冷，胸中满塞，汗出胁下支满，或吐血及下血方。

干地黄三两　黄芪　芍药　甘草炙，各一两

右四味，切，以酒三升，渍之，三升米下蒸，以铜器承取汁，随多少服之。

《千金翼方·卷第十五》

【按】地黄逐瘀止血而厚脾胃，故为主药。下焦虚冷者，因中焦气馁，无以煦养致之，故主治在中焦，《经》所谓伏其所主，先其所因也。

平胃汤，主胃中寒热，呕逆，胸中微痛，吐如豆羹汁，或吐血方。

阿胶炙　芍药各二两　干地黄　干姜　石膏碎　人参　黄芩　甘草炙，各一两

右八味，㕮咀，以水酒各三升，煮取三升，分三服。

《千金翼方·卷第十五》

【按】唐前古方，非《局方》平胃散，主治在胃络损伤，寒热错杂，而呈血证。阿胶、地黄消瘀止血，宁络安胃为主，其余俱逐症周旋之，古方精微在不避寒温攻补，宗旨尚实，清热用膏、芩，和胃持姜、草，互补药性之偏，共建平胃之功。

治脾胃壅热，呕哕烦渴，不下食，宜服**陈橘皮散方**。

陈橘皮一两汤浸去白瓤焙　人参一两去芦头　葛根一两　芦根一两剉　麦门冬一两去心　枇杷叶半两拭去毛微炙

右件药，细剉和匀，每服半两，以水一大盏，入生姜半分，煎至六分，去滓，不计时候，分温二服。

《太平圣惠方·卷第五》

【按】本方与明代缪希雍育养脾阴方如出一辙，为缪氏方学术源头所在，而缪以阐扬脾阴方治著称后世，宋人却被归咎为好用香燥，宁不颠倒史实哉？

治胃实热，多渴心烦，**黄连圆方**。

黄连一两去须　栝蒌根一两　麦门冬一两半去心焙　知母三分　茯神三分

右件药，捣罗为末，炼蜜和捣百余杵，圆如梧桐子大，食后，

以粥饮下三十圆，或牛乳汁下亦得。忌炙煿热面。

《太平圣惠方·卷第五》

【按】本方称治胃实热，今日可目为脾阴不足，胃火内炽之证。内伤门中消渴最多见此，古今名实之辨，容细心体察。

治肺脏气实，心胸烦壅，咳嗽喘促，大肠气滞，宜服**泻肺大黄煎方**。

川大黄二两剉碎微炒　生地黄汁三合　杏仁一两汤浸去皮尖双仁生研　枳壳一两麸炒微黄去瓤　牛蒡根汁二合　郁李仁二两汤浸去皮尖微炒

右件药，捣细罗为散，用蜜四两，酥二两，入前二味汁，同于银锅子内入诸药末，搅令匀，慢火煎令成膏，收于瓷盒内，每服，不计时候，以清粥饮调下一茶匙。

《太平圣惠方·卷第六》

【按】本方以杏仁、牛蒡启肺气，大黄涤肠滞，肺与大肠相表里，泄下即所以开上。本证必肺肠燥热液涸，所以用药滋润，虑枳壳气燥，入郁李润之，而共济大黄导下。合生地汁柔润三焦之燥，沃焦救焚，尤不可缺。今人罕识其旨，遂远生地于咳喘。究其实，本方更宜于今日临床之"支扩"等痰热病证，大黄、生地黄汁消瘀止血、清热宁络可谓独擅胜场，《千金》已载。

治肺气咳嗽，头面虚肿，小便秘涩，宜服此方。

甜葶苈二两以水净过日晒干却用浆水浸一炊久取出又晒干　汉防己半两　桑根白皮三两剉　郁李仁二两汤浸去皮尖微炒

右件药，捣罗为末，煮枣肉和圆，如梧桐子大，每服，不计时候，以粥饮下二十圆。

《太平圣惠方·卷第六》

【按】久年咳喘，上损及下，难治之症。缓咳嗽、通膀胱可延续一分生机，此方在宣降肺气、利达州都上用力气，蠲邪即所以存正也。

治肺脏气壅，外伤风冷，语声嘶不出，咽喉干痛，宜服**生地黄煎方**。

生地黄汁一升　生姜汁二合　生麦门冬汁半升　牛酥五两　白蜜半斤

枣肉三十枚研

以上六味，相和于银锅中，慢火熬令稀稠得所，入后药。

桂心一两　贝母一两煨令微黄　细辛一两　杏仁一两汤浸去皮尖双仁麸炒微黄研如膏　菖蒲一两　皂荚子仁一两微炒

右件药，捣细罗为散，入前地黄煎中，搅令匀，不计时候，取一茶匙含化咽津。

《太平圣惠方·卷第六》

【按】外伤风冷，遏郁化火，治在辛温解表，甘寒养液，并行不悖。明清以还，此类佳方甚少见之。辛散是仲景遗意，甘寒为唐方余绪，辛药中不用半夏，虑增燥伤津，甘寒中合入姜汁，免寒凉遏邪之弊，一味皂荚，搜肺络之痰，涤回肠之垢，无伤阴之碍，遂逐邪之功。

治骨极实热，骨髓酸疼，宜服**生地黄煎**方。

生地黄汁三升　生天门冬汁一升　白蜜半斤

右件药，相和令匀，以慢火煎如膏，每于食后，煎竹叶汤调下半匙。

《太平圣惠方·卷第二十六》

【按】唐宋甘寒养液规范方。滋液润燥、清热逐痹，则生地汁独擅其功，于虚劳血枯液涸之痹痛最为契合，非如晚近专用于胃阴不足之证，古方之灵活变通可见一斑。

治精极，填骨髓**地黄煎**方。

生地黄一斤捣绞取汁　牛酥一斤　白蜜二斤

右件药，先以慢火煎地黄汁减半，内牛酥更煎，良久，次下蜜，搅令匀，候稀稠得所，于瓷器中盛，每日空心，午时及晚食前，以温酒下半匙。

《太平圣惠方·卷第二十六》

【按】前方中加入牛酥，精不足者补之以味。古方洁净，清纯可喜。

治五劳六极七伤，腰背疼痛，四肢沉重，百事不任，身无润泽，宜服**鹿角胶煎**方。

鹿角胶一斤　生姜半斤捣绞取汁　生地黄半斤捣绞取汁　生天门冬一斤捣绞

105

取汁 白蜜半斤 牛酥半斤

右件药，先煎生姜地黄汁十余沸，可折一分，下蜜，次下酥等汁，又煎三五沸，即下胶末搅令胶消尽，即倾于瓷器中，搅令凝，每服，空腹及晚食前，以温酒调下半匙。

《太平圣惠方·卷第二十六》

【按】是前二方之更深入一层，热极伤津，精髓消耗，非血肉之味，无以填实脏精，故持鹿角胶为主，峻补任督之衰。

治虚劳，口干舌燥，宜服**甘草丸**方。
甘草一两炙微赤剉 人参一两去芦头 生干地黄一两 乌梅肉一两微炒

右件药，捣罗为末，以枣瓤并炼蜜，和捣三二百杵，圆如弹子大，每服，绵裹一圆含咽津，日四五服。

《太平圣惠方·卷第二十七》

【按】酸甘化阴法，后世缪希雍、叶天士阐述颇多，医界称道，不知实出宋人用意，今甘草圆方，即是一例，而类方在在可见。

治虚劳烦渴，津液竭绝，宜服**含化生地黄丸**方。
生干地黄 知母 栝蒌根 乌梅肉微炒 麦门冬去心焙 土瓜根 五味子以上各一两 甘草半两炙微赤剉

右件药，捣罗为末，炼蜜和捣三二百杵，圆如小弹子大，食后及夜卧时，以绵裹含一圆咽津。

《太平圣惠方·卷第二十七》

【按】酸味生津，甘味养液，妙在含化，令津渐渐生，液潜潜化，缪、叶两大家于此等方悟出，可以无疑。

治虚劳呕哕，烦渴，不能食，四肢少力，宜服**橘皮汤**方。
陈橘皮一两汤浸去白瓤焙 半夏半两汤浸七遍去滑 白茯苓半两 白术半两 人参半两去芦头 麦门冬半两去心 黄芪半两剉 枇杷叶半两拭去毛炙微黄 甘草一分炙微赤剉

右件药，捣筛为散，每服四钱，以水一中盏，入生姜半分，煎至六分，去滓，不计时候，稍热服。

《太平圣惠方·卷第二十九》

【按】本方健胃气、养脾阴，降呕逆、化痰湿，气、阴、湿、滞兼筹并顾，盖脾胃既虚，生化无源，津液既亏，健运乏权，痰滞立见，古方周匝细密，较之晋唐补虚养胃诸方又深入一层，更贴近时人体质，明季缪希雍《先醒斋医学广笔记》中补养脾阴诸方，乃其余绪。

治虚劳盗汗，口干心烦，不欲饮食，四肢少力，宜服**麻黄根散方**。

麻黄根一两　牡蛎粉一两　黄芪二两剉　人参一两去芦头　枸杞子一两
麦门冬三分去心　白龙骨一两　白茯苓一两　熟干地黄一两

右件药，捣筛为散，每服四钱，以水一中盏，入生姜半分，枣三枚，煎至六分，去滓，不计时候，温服。

《太平圣惠方·卷第二十九》

【按】当归六黄汤（芪、柏、芩、连、生熟地、当归与本方用意相类，而苦寒败胃，与虚损抵牾，本方甘养，补益气阴，且入龙、牡，敛汗更效，较之当归六黄汤尤切实用。

治虚劳烦热，口热，颊赤，多渴，宜服**生地黄散方**。
生干地黄一两　茯神三分　葳蕤三分　知母三分　栝蒌根一两　黄芪一两剉　地骨皮一两　石膏一两　人参一两去芦头　麦门冬一两去心　甘草半两炙微赤剉

右件药，捣筛为散，每服三钱，以水一中盏，煎至六分，去滓，不计时候，温服。

《太平圣惠方·卷第二十九》

【按】消渴脾虚而胃火炽者，本方宜之，较人参白虎汤，健脾多黄芪，葳蕤，养阴增地黄、麦冬、花粉，脾旺液增，虚劳易复而烦热自戢。

治虚劳烦热，小肠不利，阴中疼痛，宜服**石苇散方**。
石苇三分去毛　瞿麦一两　王不留行三分　冬葵子一两　车前子一两
当归三分

右件药，捣细罗为散，每服，食前煎木通汤，调下二钱。

《太平圣惠方·卷第二十九》

【按】化瘀通淋为今日常用方之祖，益入海金砂、金钱草等更治石淋。

治虚劳损小便出血方。

生地黄汁五合　鹿角胶一两　车前叶汁五合

右件药，煎二味汁，下胶，令消尽，分温三服。

《太平圣惠方·卷第二十九》

【按】本方治虚劳尿血，与前方之治淋痛者不同，不用石苇、瞿麦而藉鹿胶益肾敛精，生地凉血宁络，车前清热利下，与前方有虚实之别可资今日临床慢性血尿之参考。

治虚劳目暗，**补肝散**方。

地肤子二升阴干捣末　生地黄十斤

右件药，捣取生地黄汁，和拌地肤子末，干却，捣细罗为散，每服，以温水调下二钱，日三服。

《太平圣惠方·卷第三十》

【按】近时地肤子专作淋浊、湿疹之用，而古方则不限于此，《本经》谓："主膀胱热，利小便。补中益精气，久服耳目聪明，轻身耐老"。《别录》："去皮肤中热气，散恶疮、疝瘕。强阴，使人润泽"。可见清、利之外，尚有补中益精、强阴润泽之功，故唐宋古方中以地肤补肝肾者，类方殊多，如《千金》名方内补散（地黄、巴戟、甘草、麦冬、人参、苁蓉、石斛、五味、桂心、茯苓、附子、菟丝子、山茱萸、远志、地肤子）即是。后为刘河间地黄饮子所本。清人或非之，以为清彻湿热之邪而后为补，而古本草、唐宋医方俱非其意，上举《千金》内补散原无湿热邪气可言，专作补精益阴用。故本方治虚劳目暗者，首取"久服耳目聪明"言，次利邪热，盖河间所谓目疾每因火而发者，然主次之分，不辨自明。今日则因循清人衍义而泯灭古义耳。

治热劳咳嗽，四肢无力，不能饮食。

生地黄汁半升　蜜三合　青蒿汁三合

右件药，相和不计时节，温服二合，宜频服之。

《太平圣惠方·卷第三十一》

【按】青蒿专治暑蒸劳热，《本经》谓草蒿，陶弘景称"即今青蒿"，主"留热在骨节间"，故清彻蓄热，惟苦寒，只能辅助甘药补虚清热。地、蜜甘润，养胃而增液，古义如斯。

治骨蒸劳，烦热，四肢疼痛，小便赤黄，宜服**生地黄饮子**方。

生地黄二两　柴胡一两去苗　葱白五寸切　香豉半合　甘草半两生用　生姜半两　杏仁半两汤浸去皮尖双仁麸炒微黄　地骨皮半两　赤芍药半两

右件药，细剉和匀，每服半两，以童子小便一大盏，煎至五分，去滓，不计时候，温服之。

《太平圣惠方·卷第三十一》

【按】本方发汗透表、增液清热，后世滋阴解表法远不逮此方之效。

平补诸虚，**地黄煎丸**方。

生地黄二十斤洗捣取汁　熟干地黄焙二斤　生干地黄焙二斤　甘草炙剉半斤　醇酒一斗用无灰者　菟丝子酒浸别捣　鹿角胶炙燥　白蒺藜炒去角　牛膝酒浸切焙　干漆末用酒拌和炒令烟尽　白茯苓去黑皮　白槟榔煨剉　枳壳去瓤麸炒　萆薢　覆盆子去梗各四两

右一十五味，除生地黄汁并酒外，余并各细捣罗为末，先取地黄汁与酒五升，于银锅内慢火煎三二十沸，次下鹿角胶搅匀消尽，次下地黄末，又次下诸药添酒，以柳枝不住手搅，候堪为丸，即分为二十剂，余以蜡纸裹于宽瓷瓶内封贮。逐一剂旋取丸如梧桐子大，每服三十丸，加至五十丸，空心食前温酒下。余药收经三月余，取于日中曝之，依前收封。此药兼治虚劳诸风等疾，牢牙齿，荣须发，久服坚筋骨，长肌肉，悦颜色，聪耳明目，令人壮健，万病不生，用地黄酒下尤佳。

《圣济总录·卷第一百八十五》

【按】以地黄为主药，即今鲜生地、大生地、大熟地三者之合剂，具填精益胃、养阴清热、凉营散瘀之效，亦《千金》内补散之余绪，去桂、附之辛热，合鹿胶之益精，故谓之"平补诸虚"，而无暖补增火之忧。又本方善走散，有干漆之逐血、槟榔之散气，寓推陈致新义，故虚而邪滞者、虚不受补者，本方皆宜之。

平补，**熟干地黄丸**方。

熟干地黄焙　枳壳去瓤麸炒　地骨皮洗焙　菟丝子酒浸别捣末　牛膝酒浸切焙各五两

右五味，杵罗为末，炼蜜丸如梧桐子大，每日空心盐汤下二十丸，加至三十丸。

《圣济总录·卷第一百八十五》

【按】亦平补诸虚咸宜方，补而能走，与前方地黄煎丸类之。气分有枳壳，血分用牛膝，可见虽是平补，亦细心结构，专在补而善走，非一味蛮补之比。

平补，**仙术丸**方。

苍术_{三斤米泔浸一宿切炒为末} 枸杞子_{为末} 生干地黄_{切焙为末各一斤}

右三味，用好酒二升，先调枸杞末成膏，次将苍术地黄二药，同捣三百杵，丸如梧桐子大，每服三十丸，空心新汲水下。

《圣济总录·卷第一百八十五》

【按】苍术、地黄合剂者，方书不多见，以习俗补肾填精，必脾旺无湿，而脾湿阻滞者，无滋养下焦之理。而河间《保命集》出黑地黄丸（苍术、熟地、干姜），益精、燥湿并行不悖，后世叶天士先生擅用之，本方为先绪。究其实在于谷、精之互生，谷能生精，精亦能生谷，《内经》："人所以汗出者，皆生于谷，谷生于精"，王冰训以谷为关键，谷气胜乃为汗，乃为精，颠倒经旨矣，令精生谷义隐没，故古义地黄补精益胃之说，临床罕闻，魏玉璜力辟之，张介宾申达之，而《千金》、《肘后》地黄益胃令人嗜食之说为源头耳。本方谷、精双补，调益精气而无碍胃增湿之虑，适应面广，故曰"平补"。至《普济方》亦有苍术、熟地为丸方（名合德丸），具补虚明目效，当属宋方遗绪。

益气血，补元脏，悦颜色，**四补丸**方。

柏子仁_{生绢袋盛} 何首乌_{切作小片} 肉苁蓉_{切作小片} 牛膝_{细切生绢袋盛各三两}

右四味，用酒三升，春夏浸七日，秋冬浸二七日，取牛膝柏子仁先捣如泥，次将何首乌苁蓉同杵得所，为丸如梧桐子大，每服二十丸至三十丸，空心温酒下。

《圣济总录·卷第一百八十五》

【按】滋肾益精通补方，便结者尤宜之。

治精极，填骨髓，**地黄煎**方。

生地黄—斤绞取汁　牛酥—斤　白蜜—斤

右三味，慢火煎地黄汁减半，内牛酥更煎，良久，次下蜜搅匀，候稀稠得所，瓷器盛，每日空心晚食前，温酒调下半匙。

《圣济总录·卷第一百八十五》

【按】精不足者补之以味，宋人补肾辄以地黄为第一品，习俗相沿，今为准绳。《圣惠》地黄煎同之，藉证宋人之重甘润益精也。

治脾肾气虚，补骨髓，通利耳目，**灵芝丸**方。

苍术—斤米泔浸时换水

右一味，用竹刀刮去皮并土，夏浸三日，冬七日，晒干，木臼内捣罗为末，枣肉丸如梧桐子大，空心枣汤下三十丸至五十丸。

《圣济总录·卷第一百八十五》

【按】苍术补骨髓，本草不载，闻所未闻，殆芳香燥湿，振奋脾胃，谷气充旺而化生精微。又河间称能"明目暖水脏"稍稍近补骨髓矣，近人报道藉苍术粉三克分三次冲服治疗结膜干燥症，效果优异，服药4～5日，自觉症状及结膜损害均消失，故本方视苍术为灵芝仙药，能"通利耳目""补骨髓"当非空穴来风，有待研究观察。

秘精，补肾元，强志，解虚烦，**韭子丸**方。

韭子微炒　巴戟天去心　桑螵蛸剉炒　菟丝子酒浸别捣　牛膝酒浸焙
牡蛎左顾者火煅　熟干地黄各一两　干姜炮半两

右八味，捣罗为末，醋煮面糊和丸，如梧桐子大，每服二十丸，空心盐汤下。

《圣济总录·卷第一百八十五》

【按】本丸具强阳固精之效，避辛热劫阴之弊，较五子衍宗丸深入一层，合滋润益精之旨。

治热盛梦泄，怔忪恍惚，膈壅舌干，**清心丸**方。

黄柏去粗皮剉一两

右一味，捣罗为末，入龙脑一钱匕同研匀，炼蜜和丸如梧桐子大，每服十丸至十五丸，浓煎麦门冬汤下。

《圣济总录·卷第一百八十五》

【按】心火郁勃，上为恍惚，下为梦泄，故以黄柏清心为第一义，心火一动，相火随之，清心即所以清相也，此为丹溪学术之本。佐龙脑者，入窍而散郁火，火盛液亏，故以麦门冬汤下，亦增水抑火义，与丹溪惯用知、柏者，意似胜之。

治风活血，壮筋骨，润肌肤，**何首乌丸方**。

何首乌一斤米泔浸一宿用竹刀刮去黑皮切作片焙干　赤芍药　牛膝去苗用醇酒浸一宿切焙干　熟干地黄焙干各四两

右四味，木臼中捣罗为细末，以酒煮面糊，丸梧桐子大，每服三十丸，空心温酒或米饮下。

《圣济总录·卷第一百八十六》

【按】治风先治血，血行风自灭，本方补肾行血，故称"治风"。药用滋润，能益肌肤、乌须发，与魏晋散石强身，有水、火之异，此亦宋方补虚特点之一。

治健忘，补心气，强力益志，**远志散方**。

远志去心　黄连去须各二两　白茯苓去黑皮二两半　菖蒲切焙三两　人参一两半

右五味，捣罗为散，每于食后温酒调下一钱匕。

《圣济总录·卷第一百八十六》

【按】本方出入《千金》孔圣枕中丹，去龟板、龙骨之重镇，合人参、茯苓益气安神，佐黄连清浮游之心火，宜于脾虚气弱之健忘失志。

开心智，强力益志，**龟甲散方**。

龟甲去裙襕醋炙　龙骨　远志去心　菖蒲切焙等分

右四味，为散，每服一钱匕，温酒调下，空心食前各一。

《圣济总录·卷第一百八十六》

【按】即《千金》孔圣枕中丹，智弱、怔忡者宜之。

补元气，强力益志，**菖蒲丸方**。

菖蒲切焙　苍术等分剉

右二味，米泔浸三宿，控干，再用酒浸一宿，焙，捣罗为末，炼蜜丸如梧桐子大，每服二十九至四十丸，空心盐汤下，日三。

《圣济总录·卷第一百八十六》

【按】古本草术不分苍、白，"服食家多单饵之，或合白茯苓，或合石菖蒲，并捣末，旦日水调服，晚再进，久久弥佳（《本草图经》）"。

治肾脏虚损，补真脏气，去丹田风冷，调顺阴阳，和胃气，进饮食，却老，**苁蓉丸方**。

肉苁蓉酒浸切焙二两　山芋（蓣）　五味子炒各一两一分　菟丝子酒浸三日焙干别取末　赤石脂研　白茯苓去黑皮　泽泻　熟干地黄焙　山茱萸焙　巴戟天去心　覆盆子去梗　石斛去根各一两

右一十二味，捣罗为细末，酒煮面糊，入蜜少许，同和丸如梧桐子大，每服二十九至三十丸，温酒下，粟米饮亦得，空心食前服。

《圣济总录·卷第一百八十六》

【按】本方亦《千金》内补散之类，为当时通补常用方，其中赤石脂为魏晋服散遗风，有揠苗助长之嫌，又石斛今专作生津养阴、清虚热之用，而《本经》"主伤中除痹下气，补五脏虚劳羸瘦，强阴"。《别录》则主"益精，补内绝不足"。用法与地黄颇类，故古方补益剂中，每每见之，此古今认识之不同，古义似不可轻废。

治下经不足，去风冷邪气，调顺脾胃，壮气明目，进美饮食，**人参地黄丸**方。

人参　巴戟天去心　肉苁蓉酒浸一宿切焙　白术　甘菊花　菟丝子酒浸一宿焙干捣末　五加皮剉　石斛去根　柏子仁别研　熟干地黄焙各一两

右一十味，捣罗为细末，炼蜜和丸，如梧桐子大，每服三十丸，温酒下，食前服。

《圣济总录·卷第一百八十六》

【按】亦前方之类，脾胃元气不足者，加入人参即是人参地黄丸。唐宋组方殊灵活，非比后世名方，刻板印定，一成不变，即使仲景名方，加减损益亦多，《千金》、《外台》中屡见不鲜，正如许学士所谓读仲景书，用仲景法，不必守仲景方也。

治肾虚，还元保命，壮气除风，**四灵丸方**。

巨胜子　生干地黄_焙　麦门冬_{去心焙各一两}　白茯苓_{去黑皮三两}

右四味，捣罗为细末，炼蜜和丸，如梧桐子大，每服三十丸，煎枣汤下，水饮亦得，服至百日，自觉有异。

《圣济总录·卷第一百八十六》

【按】巨胜子即胡麻，其角作八棱者为巨胜，俗称八角胡麻，四棱者为胡麻，乌黑者良，白者劣。《本经》："主伤中虚羸，补五内，益气力，长肌肉，填髓脑"。《别录》："明耳目，耐饥渴，延年"。《抱朴子》："补衰老"。本方滋润补益，后世固本丸、集灵膏俱由此类意衍生。

暖下元，补筋骨，久服令人壮健悦泽，**补骨脂丸方**。

补骨脂_{五两微炒捣罗为末}　胡桃仁_{二两研如脂}　蜜_{四两}

右三味，以蜜胡桃仁相和，熬如稀饧，后入补骨脂末，和丸如梧桐子大，每日空心以温酒下三十丸。

《圣济总录·卷第一百八十六》

【按】暖补肾气，强筋壮骨。补骨脂固涩，胡桃仁、蜜滑润，拮抗互制，可无大便异常之忧。本方加入杜仲，即为杜仲丸，补下元，专治肾虚腰痛。

治肾气虚损，骨痿肉瘦，耳鸣心烦，小腹里急，气引膀胱连腰膝痛，**补骨脂丸方**。

补骨脂_{微炒}　五味子_炒　石斛_{去根}　肉苁蓉_{酒浸一宿切焙各二两}　白茯苓_{去黑皮}　熟干地黄　人参　杜仲_{剉炒尽丝}　天雄_{炮裂去皮脐}　菟丝子_{酒浸一宿别捣为末各一两}

右一十味，捣罗为末，炼蜜为丸，梧桐子大，空心日午夜卧，温酒下二十丸至三十丸。

《圣济总录·卷第五十二》

【按】肾虚，阴阳精气俱愆，兼筹并补之。

治肾脏虚损，小便多，骹胫无力，日渐羸瘦，名曰消肾，**肉苁蓉丸方**。

肉苁蓉_{去皱皮酒炙} 附子_{炮裂去皮脐} 白蒺藜_{炒去角} 桑螵蛸_{炒各二两} 五味子_炒 龙骨_{研各一两} 黄芪_{剉炒} 菟丝子 石斛_{去根各一两半}

右九味，捣罗为末，炼蜜和丸，如梧桐子大，每服二十丸，空心盐汤下。

《圣济总录·卷第五十二》

【按】治肾虚尿频者极效，老人下元衰惫尤宜。合入生熟地则益肾清热，可制附子燥热，亦不越仲景肾气丸宗旨。

治骨髓虚冷痛，**地黄酒方**。

生地黄_{一石洗切}

右一味，木臼中捣取自然汁，绞去滓，用酒二斗和匀，同于瓷石器中，煎熟为度，瓷器盛贮，每服温饮一盏，不拘时候。

《圣济总录·卷第五十三》

【按】肾主骨，地黄入肾补精益骨；痛者有瘀，地黄散瘀逐痹制痛；酒性温热，善走能散，合地黄则发越骨髓间阴寒客邪也。

治骨实苦痛烦热，**四物汤方**。

葛根_{取汁} 生地黄_{取汁} 麦门冬_{取汁} 蜜

右四味，各半盏和匀，分三服，每服用水半盏，同煎至六分，温服食前。

《圣济总录·卷第五十三》

【按】与前地黄酒意类之，治骨痛，而患者苦烦热，显然阴虚而火旺，不宜合酒，以葛根、麦冬、蜜，养阴清热佐之，仍是地黄为主药，用鲜汁者，更擅逐瘀清热之用。究其实，前后两方俱制骨疼，治病则一，更视不同体质而变化其法。

治髓虚寒，**地黄煎方**。

生地黄_{五斤洗焙} 补骨脂 人参_{各五两}

右三味，捣罗为末，每用酒二升，药末二两，羊髓一具，去筋膜，一处细研，慢火熬稠，瓷器盛之，每服一小匙，温酒化下，空心日午卧时各一。

《圣济总录·卷第五十三》

【按】与前地黄酒症类之，亦有骨痛，惟脾肾不足较显，加入人参培元，骨脂固肾。

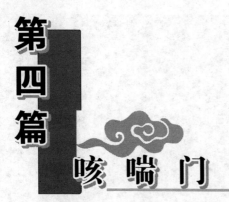

第四篇

咳喘门

《新民晚报》

2007年5月25日 星期五

责任编辑/叶 小 纲 读者来信热线：96228288
E-mail:hxg@wxjt.com.cn

闲话中医"补液"

潘华信

补液也叫输液，俗称"打点滴"，西医临床常在葡萄糖液中加入药物，直接静脉滴注，治疗各种急、重症疾病，现今医院的补液已是司空见惯，有时连普通感冒发热也动辄大做，不免小题大做，是一种不正常的现象。

别人或许会认为我们历史久远，然而这是历史事实，它需要追溯到遥远的唐宋时期，当时在临床上曾经普遍地大量地应用各种植物的新鲜自然汁，未术无液体。弥补重证，慢性病造成的体液亏耗，同时又发挥它们独特的治疗作用，当然，那时补液不似今天像今天一样静脉滴注，而是藉口服、煎服、大量服，通过胃肠道的吸收，发挥它们的作用，然这种长朱入血的给药方法，今日静脉滴注的作用和目的可谓如出一辙，常用的自然汁有：生地汁、天冬汁、麦冬汁、葛根汁、地黄汁、藕汁、百部汁、百合汁、芦根汁、茅根汁、生姜汁等，它们新鲜而富于营养，又各具有治病的特点和优势，在历史上它曾经为医救冶种急重病元气，协助主药，起到治疗的作用。

为我们民族的繁衍生息做出过重大贡献。如初唐名医孙思邈，治疗上消化道出血，用生大黄粉、生地黄汁阆味药，前者止血，后者补液。上世纪已十年代孙氏中心医院中西综合病房与焦东海医师

共事，分管病房，目睹大黄止血之验者无算，焦医师循路蓝缕，数十年矢志于大黄之研究，其切实的疗效已得到科学的认证。同题在于一千四百年前孙思邈用大黄的同时，再补助以大量的生地黄汁，因为地黄不仅协同大黄止血，更长于它能凉血清热，养阴生津第，补无体液体方流亏失血性休克，这样也佳的秘方。孙思邈并没有像今天电视视频中某些老字号国药店的掌柜们一样把它精心庋藏起来轻不示人，也没有因此而走下天下人，他唯恐世人掉以轻心，竭力推崇它为"吐血百治不差，神验不传方"，大医至诚，天人共鉴，能不令人汗颜？！

宋代《太平圣惠方》《圣济总录》《大病良方至多如治严重咳嗽，久久不已，用"人参毛诃色天门冬、生姜汁、白蜜"等，今书俱在，足可印证。不但饮食者有"生姜汁""等等，遗憾的是历史变革，战祸频仍，博大精深的唐宋医学的整体格局为破渐次解体，代之以一时一地一事所需的专题医学，自然汁由于采办、自然汁由于不易也随之成了明日黄花。

记得上世纪五十年代末，我随师临证，自然汁显已匮乏，老师还仍能以鲜生地、沙参、石斛等汁之，息尚存。六十年代我做医生时，儿家传统大药店仍可购做给鲜药，七十年代随鲜药正实的缺饭饭敞了今天正常的不供应，传统特色，汤敷无存，鲜药济福，渐被淘生在当代之家，鲜药济福，渐被淘生目我，这个道理我想象心知如把明的。新世纪的我、我曾教了四位种国光学博士有5年之久之，风华都已国光学博士有5年之久，在师天大学、常米、上海回国当了教授，搜承不，系，同光大学等执教，给我带来的礼品中有一次贵是一瓶植物自然汁在彼邦采办水潺易，临床习用。源流脉脉然，又欣欣慰，唐来进娄，遽速勿勿然！但有一点要预先声明，源自我必须分清，自然汁的应用，源自我国唐宋、流及邻邦，不要将今几牛前以后，再组织代表团到韩困土取经，时，想到要欧夏传统中医特色时，学习他们目尚然什应用的经验、不免本末倒置，有讳祖宗的。

编著按：潘华信先生浸沉中医数十年，博览历代名典，多有卓识，今先特辑此长，"灵兰刻萃"，之正得中医学之如"灵兰秘典论"（素问），这得中医学、古医经。

提　　示

一、唐宋医方组成驳杂，如阿胶与麻黄，牡蛎与豆豉，羚羊与麻黄，生地汁与生姜汁，麻黄与槟榔，人参与萝卜子等等，每每相因结合使用，与今日用药思维不同。

二、不受后世药物宜忌约束，越出历来名方范围，按症组成药对，是唐宋治方特色所在。由唐入宋，固定方名概念淡漠，逾万治方已无方名著称，此与后世对经方的不可更改一药形成鲜明对照，宋方尚实，于此可见。

三、宋承唐后，重视养阴生津、清热润泽，广泛应用植物自然汁，重证急证辄大量施用，乃中医学术史上甘寒养阴的鼎盛时期，已事实上寓有今日西方医学临床上的"补液"旨趣，学界妄称宋人好金石、香燥，无异痴人说梦。

四、宋人治哮，已提出用莨菪子解痉，并突破中药丸散汤煎之限，取吸入剂形式来平喘救急，这种科学的思维和方法，可谓开近代临床粉物吸入剂平喘之先河。

五、仲景肺痿即是后世燥咳，病机"重亡津液"四字而已，不论痰之多寡，皆是津液亡失，故唐宋方治重在甘寒。

《肘后》疗肺痿咳嗽吐涎沫，心中温温，咽燥而渴者方。

生天门冬捣取汁，一升　酒一升　饴糖一斤　紫菀末，四合

右四味，合铜器中，于汤上煎可丸，服如杏仁一丸，日三。忌鲤鱼。出第一卷中。范汪、《经心录》同。

《外台秘要方·卷第十》

【按】历来临床于仲景肺痿证治，未加深究，兹特申达之。何谓肺痿？仲景曰"热在上焦者，因咳为肺痿"，可见，大致而言，肺痿以咳、热为特征，其症状为寸口脉虚数、口燥、咳嗽胸痛、多浊唾涎沫，病机则仲景概以"重亡津液"四字而已。显然，其病与后世所谓之燥咳者相似，而误区在于临床习以干咳、少痰指为燥咳，仲景肺痿则多浊痰涎沫，遂二病分离，学者茫然。究其实，燥咳者，亦重亡津液，而亡津液未必无痰、少痰，盖体液亡、痰中水液亦亡耳，痰中液涸则痰呈黏稠，深踞肺络，无力咳出，痰之多寡，非只听病者所言，当深究在肺络中痰之多寡，又无论痰量之多寡，症结在"重亡津液"四字，由是推之，多痰亦可为燥咳，惟多厚浊黏沫，无力咳出而已，以重亡痰中水液故耳，则与仲景肺痿机理症状重复，循名责实，肺痿、燥咳两者一也。所以仲景主治以麦门冬汤，《肘后》主治以本方，又《深师》苏子煎（苏子、生姜汁、白蜜、生地汁、杏仁），《延年》地黄麦冬煎（生地黄汁、生麦冬汁、生姜汁、酥、白蜜），《圣惠》生地黄煎（生地黄汁、生姜汁、生麦冬汁、牛酥、白蜜、枣肉），喻西昌主治清燥救肺汤，《未刻本叶天士医案》半数咳逆主治以地黄，盖润泽肺气耳，润肺则能湿润肺络，稀释燥痰，令痰能咯出，又令体阴自充，潜移默化而蠲除顽疾矣，斯古人滋润治嗽治痿之妙谛焉。

《肘后》疗卒咳嗽方。

生姜汁　百部根汁

右二物，合煎，服二合。并出第一卷中。

《外台秘要方·卷第九》

【按】《别录》始载百部"主咳嗽上气"，盖能润肺清热，下气止咳，本方《肘后》原称治"卒咳嗽"，其实外、内、虚、实之咳俱可用之，其性润，燥咳尤宜之，古方辄捣汁更擅其润肺下气之功。

《小品》疗咳嗽，**紫菀七味汤**方。

紫菀半两　五味子一两　桂心二两　杏仁七十枚，去皮尖两仁，碎　干姜四两　麻黄四两，去节　甘草二两，炙

右药切，以水九升，煎取二升半，去滓，温服七合，日三服。《经心录》、《古今录验》同。忌海藻、菘菜、生葱、蒜、面、腥腻。出第二卷中。

《外台秘要方·卷第九》

【按】唐前已习用紫菀为治嗽主药，《小品》此方滥觞仲景小青龙汤，去芍药、细辛、半夏，合入紫菀、杏仁，侧重宣肺化痰，谅更切时用。

《小品》疗咳，**生姜五味子汤**方。

五味子五合　生姜八两　紫菀一两　半夏二两，洗　吴茱萸一两　款冬花半两　细辛一两　附子一枚，炮　茯苓四两　甘草二两，炙　桂心一两

右十一味，切，以水一斗，煮取五升，分温三服，老人可服五合。忌海藻、菘菜、猪肉、冷水、羊肉、饧、生菜、醋物、生葱。《古今录验》同。出第一卷中。

《外台秘要方·卷第九》

【按】寒饮而致咳喘者，本方宜之。辛温蠲化之外，以五味、生姜两味为主，且用量峻重，古人十分重视风寒侵袭，常用生姜祛风散寒发汗化饮，今人体质往往多火，畏姜之温，已经少用，其实严冬之寒冽，酷暑之冷气机，人体受寒之几率较前尤多，而此病机随世异时移而改变，医人习用辛凉苦寒，夏季发热者每侧重清暑涤热，专事寒凉，致风寒之邪蔽塞肺卫，偾事者多矣，其实只须生姜一味重用，即可收热达腠开之效，此唐前学验，可供今日借鉴。本方之妙，又在生姜与五味合用，五味化饮敛嗽平喘，古方小青龙法为先例，晚近临床虑其收涩而不敢轻用于痰证，然有生姜之发越，则收发有致，协同化饮，自可无兜涩之虑耳。

《删繁》疗虚寒喘鸣多饮，逆气呕吐，**半夏肺痿汤**方。

半夏一升，汤洗，四破　母姜一斤　橘皮一斤　白术八两　桂心四两

右五味，切，以水九升，煮取三升，去滓，分温三服。忌羊肉、饧、桃李、雀肉、生葱。一方有桑白皮切一升。

又疗凡虚寒肺痿喘气，**干地黄煎方**。

干地黄五两　桑根白皮切，二升　芎䓖五两　桂心　人参各三两　大麻仁一升，熬，研为脂

右六味，切，以水九升，先煮五味，取三升，去滓，纳大麻仁煎数沸，分三服。忌生葱、芜荑。并出第二卷中。

《外台秘要方·卷第十》

【按】《删繁》二方俱治肺痿而兼寒饮者，既是肺痿则当属热咳气急多痰，息张口气短者，何又与寒邪、饮邪相混？明清以后，迄今临床医家思维大抵太纯，当是一弊，虚可兼实，寒可兼热，似无疑义，湿可兼燥，燥可兼湿，则往往无法理解，此亦《删繁》两方之费解点，既是湿，何来燥？既成燥，何又湿？肺痿属"重亡津液"之燥咳，与寒饮相背，认症模糊，遑论施治。其实湿、燥最易相兼，临床习见，如舌质红绛，了无津液，而舌苔白腻即是，此类舌肺痿燥咳者最常见，张口短气久咳者，津液必伤，而见舌绛，痰湿踞留肺络，尚未完全化燥，可呈腻苔。而肺虚则易招客邪，感受风寒，又最为寻常，此时治疗当润肺燥，化痰湿，祛风寒，或寒热并投，燥湿兼顾，或先燥后润，流湿润燥，此古人制方奥义所在，非同凡响，不可因我不解古方深意，而等闲视之，或排斥度外，是有负先贤苦心所得珍贵学验矣。

《古今录验》疗咳嗽上气，时时呕白唾沫，数十岁者方。

吴茱萸　五味子　大黄　桂心　甘草炙　细辛　人参　紫菀款冬花各一两　大戟　竹茹各三分

右十一味，切，以水一斗，煮取三升，分为三服，亦疗阴冷咳至良。忌海藻、菘菜、生菜、生葱。深师同。并出第十九卷中。

《外台秘要方·卷第九》

【按】本书又称《录验方》，载《旧唐书·经籍志》，作者甄权，或云甄立言撰。疑甄权原著，其弟立言修订补编。甄权与思邈同时，或稍早，《千金》中亦有援引。

《古今录验》已试**鲤鱼汤**，疗上气方。

杏仁去两仁尖皮，熬　贝母　桂心各三两　橘皮　人参　甘草炙　厚朴炙　麻黄去节　茯苓　胡麻　白前各二两　鲤鱼五斤　生姜六两　半夏五

两，洗

右十四味，切，先以水二斗，煮鱼得一斗二升，去鱼纳药，煎取三升二合，分四服，日三夜一服。忌海藻、菘菜、醋物、羊肉、饧、生葱等物。

又上气二物散，本司马大将军方。

麻黄一斤，去节　杏仁一百枚，去尖皮双仁，熬

右药各别捣，合和下筛为散，上气发时服方寸匕，可至三方寸匕，以气下为候，不必常服。范汪同。并出第十九卷中。

《外台秘要方·卷第十》

【按】鲤鱼主咳逆上气，《别录》已载。

《古今录验》**麦门冬丸**，主气逆上气方。

干姜六分　麦门冬十分，去心　昆布洗　海藻洗，各六分　细辛　海蛤蜀椒熬　桂心各四分

右八味，捣筛，蜜和丸如梧子，以饮服十丸，渐加至二十丸，日三。有人患风虚得冷，辄胸中上气，喉中常如吹管声，咳嗽唾清沫，将此丸服得瘥。若散，服方寸匕，日三。忌生葱、生菜。《经心录》同。

又鲤鱼汤，疗咳逆上气，喉中不利方。

生鲤鱼一枚，重十三斤　熟艾二升　白蜜一升　紫菀　牡蛎各四两，熬款冬花一升　杏仁二十枚，去皮尖两仁者　豉半升　射干二两　细辛三两　饴八两菖蒲二两

右十二味，㕮咀，药和纳鱼腹中，置铜器中，蒸之五斗米饭下，药成服一升，日三夜一。忌生菜、羊肉、饧等。

【按】鲤鱼甘平，能下气利水，《别录》谓"主咳逆上气……水肿脚满下气"。古人称因咳为肿，今慢性阻塞性肺病、肺心病下肢水肿者尤宜。

又杏仁煎，疗咳逆上气方。

杏仁一升，去皮尖两仁者　石斛　干姜各四两　桂心　甘草炙　麻黄去节，各五两　五味子　款冬花　紫菀各三两

右九味，捣八味下筛，以水一斗，先煮麻黄取八升，去滓纳药末，胶饴半斤、蜜一升，搅令相得，未食服如枣大一枚，日三。忌生葱、海藻、菘菜等。并出第二十九卷中。

《外台秘要方·卷第十》

【按】风寒束肺，致咳逆上气者宜之。方中用石斛，《贾氏药品化义》称："主治肺气久虚，咳嗽不止"。盖助麻、杏、桂、姜治嗽，又免辛温之耗津耳。

《古今录验》疗肺痈，经时不瘥，**桔梗汤**方。

桔梗三升　白术二两　当归一两　地黄二两　甘草炙　败酱　薏苡仁各二两　桑白皮一升，切

右八味，切，以水一斗五升，煮大豆四升，取七升汁，去豆纳清酒三升，合诸药煮之，取三升，去滓，服七合，日三夜再服。忌猪肉、芜荑、桃李、雀肉、海藻、菘菜等。

【按】《伤寒论》桔梗白散（桔梗、贝母、巴豆）疗结胸，以桔梗宣肺、化痰、利咽为主药，辅以川贝、巴豆涌痰泻积，宜于痰壅结实者，久病体虚者不用，以巴豆过于峻利故。本方治经时不差者，而痰积成脓而为肺痈，故桔梗、桑皮清肺化痰下气之余，佐以败酱、薏苡米逐瘀排脓，盖仿仲景薏苡附子败酱散遗意也，痈位不同，逐排瘀脓则一，容潜移默化之，非巴豆所能急切邀功，徒伤正气而已。另以术、归、地、草扶养血气，扶正去邪，乃久病之需。

又疗肺痈，**生地黄汁汤**方。

生地黄汁一升　当归　甘草炙　白石英绵裹　人参各一两　附子二分，炮　白小豆二十颗　白鸡一头

右八味，切，以水一斗五升，煮鸡取七升汁，去滓，纳地黄汁诸药等，煮取三升，去滓，分服六合，日三夜二。忌芜荑、海藻、菘菜、冷水、猪肉等。并出第二十一卷中。

《外台秘要方·卷第十》

【按】久病伤阴，故以地黄汁补阴增液为主，又赖以"逐血痹（《本经》）"通络隧耳，此为治病。又体虚寒，当温养，参、归、附子、石英为佐，是为益体。而附子助阳则益体，破癥瘕积聚则除病，与地黄相得益彰，逐邪扶正各臻阴阳之妙，盖甄先生千年前苦心孤诣，今得见焉。

治咳有微热，烦满，胸心甲错，是为肺痈，**黄昏汤**方。

黄昏手掌大一片，是合昏皮也，㕮咀，以水三升煮取一升，分二服。

《备急千金要方·卷第十七》

【按】合昏皮今称合欢皮，安神宁心之外，尚能消痈化瘀，故《千金》持作治肺痈之单味验方。

又方

苇茎切，二升，以水二斗煮取五升，去滓　薏苡仁半升　瓜瓣半升　桃仁三十枚

右四味㕮咀，内苇汁中煮取二升，服一升，当有所见，吐脓血。

《备急千金要方·卷第十七》

【按】此即名方《千金》苇茎汤，清热化痰排脓逐瘀，凡咳嗽胸痛，脓痰痰血者皆宜之，毋论今临床之哮喘、支气管炎、支气管扩张、肺炎等病，见是等证，即可用本方，疗效确切，屡试不爽。

《深师》疗气上迫满，或气不通，烦闷喘呕，**苏子汤**方。

苏子一升　干姜三两　半夏四两，洗　桂心　人参各二两　橘皮　茯苓各三两　甘草一两，炙

右八味，切，以水八升，煮取二升半，分为三服。若虚热，去干姜，用生姜六两，加黄芩二两。忌海藻、菘菜、羊肉、饧、生葱、酢物等。并出第十八卷中。

《外台秘要方·卷第九》

【按】唐前自然汁润燥清热治咳喘为一大特色，辛温香燥治痰饮咳喘则为又一大特点，本方即属后者，以苏子降气为主，佐以姜、桂温化寒饮，半夏、茯苓、橘皮、甘草燥湿化痰，合治寒湿痰饮所致咳逆痰喘烦闷诸症，如间杂热象者，去干姜，加入生姜、黄芩，足证其为寒饮所设方也。惟唐宋与金元后医方模式不同，金元后症因脉治一以贯之，而宋前则医理、辨证、方药自成体系，如王冰《素问注》、巢元方《诸病源候论》及唐宋四大医方，为各自专门立学，业医者需综贯诸经，融会贯通，是以宋前于医者之要求极高，非如后世之熟读汤头三百首，不会开方也会开之简易也，近人或曰唐宋医学重方药轻理论，是不明宋前医学特点故也，盖须深究医理，熟谙辨证，然后方能读方治病，如本方之治寒痰咳喘与前之

125

《肘后》疗肺痿之生天门冬汁，《深师》苏子煎，《延年》地黄麦冬煎，《圣惠》生地黄煎等等，藉自然汁清肺润燥，为两大格局，活泼泼地，择症为用耳。

《深师》疗诸咳，心中逆气，气欲绝，**杏仁煎方**。

杏仁四两，去尖皮，末　猪膏二斤　白蜜二升　生姜汁三升

右四味，着铜器中，于微火上先煎姜汁，次纳蜜膏，令如饧，置器着地，乃纳杏仁末，复令得一沸，煎成，服如枣大一丸含之，日三。不知，稍稍增之。

《外台秘要方·卷第九》

【按】《深师》杏仁煎辛甘润泽，着眼在一"润"字上，发人深思者，本方增入猪膏二斤，或恐今日为治嗽之大忌，虑其滋湿增痰，晚近医家常论润肺，而用药无实指，或称用蜜炙润肺，或称杏仁润肺，究其实，恐无能为力矣，唐方用大量白蜜，当有实效，本方则更用猪膏二斤，洵于润肺上下功夫矣，而古方甘润辄与辛宣合剂，自无滞痰之忧，此殆润肺两字之由来矣。昔年曾治慢性咳嗽、肺气肿、"肺心"等患者计以数百，俟隆冬蛰藏之季，制以杜仲、生熟地、阿胶、饴糖为主，辅以贝母、瓜蒌等为膏，普遍服之，未见一例有痰滞咳增之弊，大多谓得痰松咳减之效，此取法张介宾、魏玉璜，而源诸宋前古法也。《千金》疗咳喘，喉中如有物，唾血方，与本方基本相同，更入糖一升，其他诸味分量稍出入，亦主以甘润气道。皆宋前治嗽润肺之宗旨耳。

《深师》疗上气及诸逆气，**神验白前汤方**。

白前五两　紫菀　杏仁去尖皮并两仁者　厚朴炙，各三两　半夏洗　麻黄去节，各四两　生姜一斤，一方用八两　人参　桂心各二两　甘草一两，炙　大枣十四枚，擘

右十一味，切，以水八升，煮取二升半，分三服良。忌海藻、菘菜、羊肉、生葱、饧。

又疗肺气不足，咳嗽上气，牵绳而坐，吐沫唾血，不能食饮，**补肺溢汤方**。

苏子一升　桑白皮五两　半夏六两，洗　紫菀　人参　甘草炙　麻黄去节　五味子　干姜　杏仁去尖皮两仁者，各二两　细辛一两半　桂心三两　款

冬花_{一两} 射干_{一两}

右十四味，切，以水一斗二升，煮取三升，分五服，日三夜再。忌海藻、菘菜、羊肉、饧、生葱、生菜。《千金》同。

《外台秘要方·卷第十》

【按】补肺溢汤方，"溢"疑衍。盖肺气唯不足，"溢"字无从谈起，唯外邪、痰气合，为肺气膹郁，为咳喘，始近方名"溢"义。体察组方，似有后意，又称"补肺"，错杂难解耳。其实只是益体损用而已。

《深师》又疗诸咳病，上气胸满，昼夜不得卧，困笃，**钟乳丸**方。

钟乳_{八分} 干姜_{六分} 款冬花 细辛 桑白皮 半夏_{洗，各四分} 贝母 附子_{炮，各五分} 蜀椒_{三分，汗} 芎藭_{四分} 紫菀_{八分} 杏仁_{三分，去尖皮两仁者，熬}

右十二味，捣筛蜜和服如大豆二丸，日三。忌冷食、猪羊肉、饧、生菜。

《外台秘要方·卷第十》

【按】哮喘而兼肾气虚馁者，临床有用钟乳石、紫石英以摄纳，殆亦魏晋药石遗风耳。附子则振奋阳气，辛通络隧，冀希背城借一、力挽狂澜。

《延年》**杏仁煎**，主气嗽方。

好杏仁_{一升去皮、尖、两仁者，酥熬} 糖_{一合} 蜜_{五合} 生姜汁_{一合} 酥_{一合} 贝母_{八合，别筛末} 苏子汁_{一升以七小合苏子研，水和滤取汁}

右七味，先捣杏仁如泥，纳后六味药，合煎如稠糖，取如枣大含咽之，日三。但嗽发，细细含之，忌猪肉。

《外台秘要方·卷第九》

【按】润肺之旨，一目了然。

《深师》疗上气咳嗽，**苏子煎**方。

苏子_{二升} 生姜_{汁，二升} 白蜜_{二升} 生地黄_{汁，二升} 杏仁_{二升，去尖皮两仁者，熬}

右五味，捣苏子，以地黄、姜汁浇之，绢绞取汁，更捣以汁浇，复绞，如此六、七过，令味尽，去滓，熬杏仁令黄黑，捣令如脂，又以向汁浇之，绢绞取汁，往来六、七过，令味尽，去滓纳蜜，和置铜器中，于重汤中煎之，令如饴煎成，一服方寸匕，日三夜一服。忌芜荑。《千金》同。

《外台秘要方·卷第十》

【按】本方与前《延年》杏仁煎相类，辛甘润泽湿化气道，是金元前治燥痰咳嗽之常用方，其后罕用，今临床已废置，殊为可惜。《深师》苏子煎与《延年》杏仁煎相较，则又增入生地黄汁，足证着重增液润燥，为燥嗽所设专用方也，谅唐时此类病证寻常见之。本方之又一特点乃生姜与生地合用，宣透增液并举，后世许学士《本事方》中称为交加散，主治寻常气血阻滞之心腹痛，亦唐之余绪。

治肺热，言音喘息短气，好唾脓血方。

生地黄切，二升　　石膏八两　　麻黄五两　　杏仁四两　　淡竹茹鸡子大一枚
升麻　　羚羊角　　芒硝各三两　　赤蜜一斤

右九味㕮咀，以水七升煮取二升，去滓下蜜，煮两沸，分三服。

《备急千金要方·卷第十七》

【按】本证类今日临床之"肺炎""支扩""慢支"继发感染等病，呈肺热证象，故以清泄肺热为治，主用仲景麻杏石甘汤，犹嫌泻热未足，加入生地、升麻、羚羊、芒硝、竹茹等，其中三点值得重视：一，羚羊、升麻作清热用。盖金元之前无药物归经之说，寒凉即是清热，无所谓某药专入某经，专清某经热之说，非如后世羚羊专事息风平肝。升麻清热解毒，宋前往往为首选药，迨金洁古后变异为升举清阳药，习俗因循，众口一词，究其原委，除名目曰"升"之外，不知所据何出！其实，东垣亦作清热解毒用，其普济消毒饮即是明证。本方治肺热、唾脓血之实热证，殆尚有脓痰、咳逆、渴饮、便结等未赘述，足供今日临床越过金元而参考之。其二，肺与大肠相表里，持芒硝荡涤而泄肺矣。其三，痰热证不避生地黄，近日临床咳嗽症，往往不用地黄，虑地黄滋腻滞痰，晚近孟河学派，尤约定俗成，敬而远之。明季张景岳曾经非之，藉贞元、金水六君辈专治肾虚痰喘，盖复古风也，金元前治痰喘而有热象者往往用之，唐宋医方习见不鲜，本

方即是一例。管见生地之用于痰嗽，关键有二：一，痰热耗液明显者，以生地汁沃焦救焚；二，痰黏液涸，无力咯出者，藉生地润泽气道，湿化燥痰，促使黏痰之咯出。

治肺热喘息，鼻衄血方。

羚羊角　玄参　射干　鸡苏　芍药　升麻　柏皮各三两　淡竹茹
鸡子大一枚　生地黄切，一升　栀子仁四两

右十味㕮咀，以水九升煮取三升，分三服。须利者，下芒硝三两，更煮三沸。

《备急千金要方·卷第十七》

【按】本证治与前证相类，不同者兼有鼻衄，故加入柏皮、栀子、玄参类清泄之。用芍药者颇耐人寻味，今人以芍药酸敛而不敢轻投，其实仲景小青龙汤即以芍药、五味化饮，无所谓敛涩滞痰也，尤是久嗽而喘息者，单恃麻桂虑其耗散过剧，佐芍、味敛之，化饮辅之，古人制方之妙，非粗率庸工辈所能端倪也。

治肺虚寒，厉风所伤，语声嘶塞，气息喘惫，咳唾，**酥蜜膏酒**，止气嗽通声方。

酥　崖蜜　饴糖　姜汁　百部汁　枣肉　杏仁各一升，研　甘皮五具，末

右八味合和，微火煎，常搅，三上三下约一炊久，取姜汁等各减半止，温酒一升服方寸匕，细细咽之，日二夜一。

《备急千金要方·卷第十七》

【按】"厉风所伤"，即暴感风寒之谓，其主证为剧咳声嘶气逆，本方治疗非俗套辛热祛寒法，而投以辛甘润泽，盖风寒阻膈，肺燥窒塞，剧咳音嘶而喘息也，用杏仁、姜汁、百部汁开启肺气，宣达腠理，化痰利咽，鼓邪外出，而酥、蜜、糖、枣则甘润利膈，养中缓嗽。肺润则痰松，痰去则音声自扬。

治肺寒损伤，气嗽及涕唾鼻塞方。

枣肉二升，研作脂　杏仁一升，熬研为脂　酥　生姜汁　白糖　生百部
汁　白蜜各一升

右七味合和，以微火煎，常搅作一炊久下之，细细温清酒服二

合，日二。

《备急千金要方·卷第十七》

【按】与前法相似，以自然汁为主，辛甘合化，轻清祛风，润肺利咽，可师可法，金元后其法渐少用。晚近以为甘寒润泽，滋养胃津是清人阐发，不知唐宋早已应用，且其适应之广泛，选药之灵变，非清人所能企及。

论曰：凡肺劳病者，补肾气以益之，肾王则感于肺矣。人逆秋气，则手太阴不收，肺气焦满。顺之则生，逆之则死；顺之则治，逆之则乱。反顺为逆，是谓关格，病则生矣。

《备急千金要方·卷第十七》

【按】此论源出《删繁》。经称："虚则补其母"，此则劳则益其子，后世许知可《普济本事方》中颇多阐发。究其实，虚、劳难以剖分，自古虚劳统称，补其母是一法，补其子亦是一法，多一治疗途径可纠后世偏仄之不足，不囿于虚则补母、实则泻子之局限也，更证唐宋医方可以扩展视野，增加治法，裨益临床矣。

治上气咳逆方。

苏子一升　五味子五合　麻黄　细辛　紫菀　人参　黄芩　甘草各二两　桂心　当归各一两　生姜五两　半夏三两

右十二味哎咀，以水一斗煮取三升，分三服。

《备急千金要方·卷第十七》

【按】本方治咳喘，切具实效，因无方名，后世不传。方继仲景小青龙汤，治痰饮咳喘，因寒热错杂，虚实互见，去芍药之酸敛，加黄芩清热，人参、当归养正，苏子、紫菀则侧重降气化痰平喘止嗽，乃后世名方苏子降气汤之先绪。

治气上不得卧，神秘方。

橘皮　生姜　紫苏　人参　五味子各五两，一作桔梗

右五味哎咀，以水七升煮取三升，分三服。

《备急千金要方·卷第十七》

【按】习俗上气不得卧，不用人参，孙氏捡出，谅是验方，可备一格。

治上气三十年不差方。

大枣—百枚　豉—百二十粒　蜀椒二百粒　杏仁—百枚

右四味，先捣杏仁豉令熟，后内枣椒更捣，作丸如枣核大，含之，稍稍咽之，日三夜一。

《备急千金要方·卷第十七》

【按】豆豉发越外邪，杏仁宣肺下气，蜀椒温中辟秽，大枣甘缓养胃，方极平常而能治上气三十年不差者，盖寒邪、秽浊内闭无以发越故也。思邈治之即效，殆即此欤。

治积年上气不差，垂死者方。

莨菪子熬色变　熟羊肝薄切，暴干

右二味各捣等分，以七月七日神酢拌令相着，夜不食，空腹服二方寸匕，须拾针，两食间以冷浆白粥二匕止之，隔日一服，永差。四十日内得煮饭汁作芜菁羹食之，以外一切禁断。

《备急千金要方·卷第十七》

【按】晚近现代医学尝以东莨菪碱（scopolamine）、阿托品（atropine）在临床治疗慢性支气管炎及支气管哮喘，有解痉、镇静、平喘作用，而《千金》方已藉治严重之咳喘，盖千年前学验也，足以证信，难能可贵。又《本经逢原》："今人用（莨菪）根治噎膈反胃，取其性走，以祛胃中留滞之邪，噎膈得以暂开。"所谓"性走"者，以其能解除平滑肌痉挛故也。治哮喘则理同。

补气虚逆方。

大枣三升　甘皮去脉，十具　干地黄八两　干姜二两

右四味治下筛，酒四升渍枣三宿，漉出枣，取酒为炊汁，将枣内甑中，微火蒸之，令枣膏入釜中酒里，煎酒令余二升许，甑中枣候皮核在、止火，贮器中，将前散及热下，搅之令调，大略与糖相似，以酒服二合，日再。非止补气，亦通治一切短气，并形体瘦，甚良。

《备急千金要方·卷第十七》

【按】精不足者补之以味，形不足者温之以气，本方大枣、甘皮、干姜温之以气，地黄补之以味，可谓补虚之寻常方治。然其中一点值得深究，思邈藉地黄作补气用，盖补精益肾之外，另广其

用，遂开治虚之又一大法门，按虚损言之，无非阴、阳、气、精之不足，今思邈持地黄作补气虚逆之用，则凡阴、阳、精、气之虚俱可用之矣，其发微剔奥处，不容忽视，景岳、玉璜承其学验，阐发其旨，泛用于肾虚痰喘，辟治咳喘之一大途径，陈修园竭力非之，不知渊源自唐前也。

《千金》疗肺痿，吐涎沫，**桂枝去芍药加皂荚汤**方。

桂心三两　甘草二两,炙　大皂荚一挺,去皮子,炙　生姜三两　大枣十二枚,擘

右五味，切，以水七升，微火煮取三升，分三服。忌生葱、海藻、菘菜。范汪、《经心录》同。并出第十七卷中。

《外台秘要方·卷第十》

【按】肺痿一如燥咳，以燥热为主，治与凉润，间亦有夹寒者，仲景主甘草干姜汤，《范汪》、《经心录》、《千金》则持本方温润化痰。

肺痿虽与燥咳重叠，而燥咳范围广，肺痿属燥咳中之重症，燥咳轻者，但干咳痰黏而已，并无呼吸困难及心肺功能不全诸症，而肺痿则仲景所谓："息张口短气者，肺痿唾沫"，由肺络阻塞而致张口短气，今日言之已是阻塞性肺气肿矣，另可见发绀、桶胸、颈静脉充盈、动辄气逆等，再深入则下肢水肿，而仲景则以"息张口短气"概之，可谓言简意赅，其观察之细致入微，总结之正确规范，洵为我医界之万世师表矣。

《千金》**百部丸**，主诸咳不得气息，唾脓血方。

百部根二两　升麻半两　桂心　五味子　甘草炙　紫菀　干姜各一两

右七味，捣筛，蜜和丸如梧子，服三丸，日三，以知为度。忌生葱、海藻、菘菜等物。

《外台秘要方·卷第九》

【按】药用寒热错杂，以治寒邪化热咳逆痰血证，此类方唐宋医籍最为常见，寒热之余，虚则人参，实则芒硝，往往随证加入，选药无所拘守，活泼泼地，与明清后之用药套路大相径庭。

《千金》疗三十年咳嗽方。

蜜一斤　生姜二斤，取汁

右二味，先秤铜铫知斤两讫，纳蜜复秤知斤两，次纳姜汁，以微火煎令姜汁尽，惟有蜜斤两在止。旦服如枣大含一丸，日三，禁一切杂食。

《外台秘要方·卷第九》

【按】辛以宣越内郁风邪，甘以润泽枯槁之肺络，宿邪得透泄，肺痰稀释而易咳出，辛甘合化，精当简明，未可等闲视之也。

《千金》又疗三十年咳方。

紫菀二两　款冬花三两

右二味为散，先食饮服一钱匕，日三，七日愈。张文仲、《古今录验》、深师同。

《外台秘要方·卷第九》

【按】今人治咳喘常用紫菀、款冬两味，盖源出唐前学验也。其后李杲、濒湖颇称道之。

《千金》**竹皮汤**，主咳逆下血不息方。

生竹皮三两　紫菀二两　饴糖一斤　生地黄汁，一升

右四味，切，以水六升，煮取三升，分三服。忌芜荑。深师同。

《外台秘要方·卷第九》

【按】凡下血，唐宋方治大抵以凉血散瘀止血为常用，生地汁则最寻常，本方竹皮、紫菀宣肺清热化痰，饴糖主甘缓润泽。

许仁则论：咳嗽病有数种，有热嗽，有冷嗽，有肺气嗽，有饮气嗽。热嗽者，年少力壮，体气充满，将息伤热，积热所成，故致热嗽；此但食饮取冷，兼以药压之，自歇。冷嗽者，年衰力弱，体气虚微，如复寝食伤冷，故成冷嗽；此亦但将息以温，兼进温药，则当平复。肺气嗽者，不限老少，宿多上热，后因饮食将息伤热，则常嗽不断，积年累岁，肺气衰便成气嗽，此嗽不早疗，遂成肺痈（按另本作"肺痿"，痈、痿俱可理解，痈者急性继发感染耳，痿者谓日久延为肺功能不全矣），若此将成，多不救矣。饮气嗽者，由所饮之物，停澄在胸，水气上冲，冲义（另本作"入"）于肺，肺

得此气，便成嗽；久而不除，渐成水气，若作此病，亦难疗之。热嗽之状，更无其余，但遇于热便发。此者宜合**生地黄等七味汤**服之方。

生地黄一升，切　生姜二合，切　桑根白皮切，一升　射干切，二升　干葛切，六合　紫苏三合　竹沥一升

右药细切六味，以水一斗，煮取三升，去滓，纳竹沥搅调，每食后良久则服之，分一剂作四服。若觉可，则重合服之。病轻者，三数剂则瘥。忌芜荑。

又依前生地黄等七味饮，虽得暂瘥，于后还发，宜合**紫菀等十味丸方**。

紫菀五分　桑白皮六合　射干四两　百部根五两　麻黄二两，去节　干葛五两　地骨皮　升麻各四两　干地黄六两　芒硝六两

右药捣筛，蜜和丸如梧子，以竹沥下之，初服十五丸，日再服，稍稍加至三十丸。忌芜荑。

《外台秘要方·卷第九》

【按】许仁则分咳嗽为热嗽、冷嗽、肺气嗽、饮气嗽四种，实即寒、热、虚、饮之别，其中肺气嗽者，颇耐人寻味，特点为久嗽虚弱及肺痈，与现代医学之慢性支气管炎，反复感染阻塞，肺泡弹性降低，引起之肺气肿相类，而一千数百年前之古人，能认识到此类病为肺气虚衰而名之，洵属非易，且肺气肿之发展为"肺心""心衰""呼衰"，即使目前临床亦预后殊差，"多不救矣"，足证古人经验积累之丰富，总结之切当也。

本方生地黄等七味汤、紫菀等十味丸专治热嗽，前方治感染期，后方治反复发作期，特点为俱用生地黄（按今人不用），清热增液，有利黏痰之咯出而缓解咳嗽，此古今治嗽用药之不同，可供参考。

许仁则：凡病在胸膈上者，宜饱满而在夜，肺既居上，此是病在上，已昼服丸，夜无凭准，宜合**桑白皮汁等十味煎**，每夜含咽之方。

桑白皮切，一升　地骨皮切，三升。二味用水七升熟煎，取三升汁，去滓澄清　生地黄汁五升　生麦门冬汁二升　生姜汁一升　竹沥三升　生葛根汁三升　白蜜一升　牛酥三合　大枣膏一升

右八味，先于微火上取生地黄汁以下、生葛根汁以上，和煎减半，则纳桑白皮等二物汁和煎之，三分减一，则纳酥、蜜、枣膏搅之勿停手，得如稠饴状，煎成讫置别器中服之，每夜欲卧时取一胡桃大含之，细细咽汁，稍加至鸡子大，欲昼日间丸服亦得。忌芜荑。

《外台秘要方·卷第九》

【按】此诸自然汁清热润燥化痰，加入桑白皮、地骨皮泻肺清热下气，强调每夜临卧时服，俾减入夜喘逆也。

崔氏疗肺热而咳，上气喘急，不得坐卧，身面肿，不下食。消肿、下气、止咳立验方。

葶苈子二十分，熬，别捣令熟（烂熟也）　贝母六分　杏仁十二分，去尖皮，熬，别捣　紫菀六分　茯苓　五味子各六分　人参　桑白皮各八两（原文如此，分量存疑）

右八味，捣筛，蜜和丸如梧子，一服十丸，日二服，甚者夜一服，渐渐加至二、三十丸煮枣汁送之。若肿气盛者，宜服此药。若小便不利者，宜服后方。忌酢物。

又方

葶苈子二十分，熬令变色，别捣极熟　杏仁十二分，去尖皮，熬，别捣　茯苓六分　牵牛子八分，熬

右四味，捣筛，蜜和为如梧子许，每服八丸，日再夜一服，渐渐加至二十丸，煮枣汁送之。大忌醋物。

《外台秘要方·卷第十》

【按】《崔氏纂要方》，《旧唐书·经籍志》载十卷，崔知悌撰，唐代许州鄢陵人，其兄知温"高宗时官户部尚书（《旧唐书》）。"

人参、五味纳气扶危，防喘脱，挽生机；葶苈、桑皮泻肺下气利水，贝母、杏仁、紫菀、茯苓宣肺化痰蠲饮。病情至此已极危殆，本方周旋颇不易，为古人苦心经营所得，称"消肿、下气、止咳立验"则未必耳，聊备一格而已。

崔氏疗咳方。

杏仁一升，去尖皮两仁，熬　苏子汁，五合　生姜汁五合，煎　蜜五合，煎令沫尽

右四味，先捣杏仁作脂讫，纳诸药和煎搅调三四沸，药成，含咽如枣大，日三四。忌蒜、面。出第六卷中。

《外台秘要方·卷第九》

【按】唐人嗜用自然汁治病，一则保持药物之固有物质精华，不因炮制损耗，二则取其润泽本性。咳嗽之因于燥邪而经久不愈者，晚近医者未加重视。夫咳嗽一症往往秋冬发病，大气肃杀干燥，人处气交之中，焉能不燥？此为生理之燥。又咳嗽之为病，通气量剧增，人身气道与大气相通，大气既燥，剧咳则气道焉能不燥？纵然咳由外感六淫所致，而久咳之后六淫之邪往往燥化，惟此时咳者辄呈痰白，形体畏寒，医者未加详审，不明燥化之理，循"病痰饮者当以温药和之"旨，投以小青龙辈，以火益火，以燥增燥，嗽安有宁日哉？然燥之为痰，或白或黄，黄痰为燥，白痰亦为燥，刘完素所谓己亢过极则反似胜己之化。要在火极似水，热极水涸，真象为热，假象为寒，白痰亦可为极热燥化之表象出现，未可执守痰色之黄热白寒机械之限，河间此论良有以也。然此痰必黏稠如牵丝，剧咳而不能出，盖气道既燥，痰液水分随之消涸，故湿痰久咳之后亦为燥痰也，如患者晨起剧咳而痰不能出，饮热茶啜热粥后，痰骤松而能咯出，盖湿润温化气道故也。宋前医者治咳常用辛甘自然汁，殆即此理，义取湿化也，与今日西医临床之治"肺心"继发感染，呼吸功能不全者，往往取气雾湿化法辅之，其义理同。痰液之能咯出，为利颇多，一则减轻控制感染；二则扩张气道，有利氧气之吸入，排出废气，而改善机体体质。本方崔氏疗咳，亦唐前润泽治咳之一例。

业医者历来俱以仲景"勤求古训，博采众方"为训，然勤求古训，必追索汉唐遗训；博采众方则须越过金元，上溯唐宋浩瀚医方。法古而后能开今，症结在须突破金元后形成之机械格局，跃出玄学牢笼，崇尚高古，锤炼新思，走医学尚实之道路，则不负先贤，使我轩岐大业，千秋勿替，造福人类。

《延年》**地黄麦门冬煎**，主肺热兼咳方。

生地黄汁三升　生麦门冬（汁）三升　生姜汁一合　酥二合　白蜜二合

右五味，先煎地黄、麦门冬、姜汁等，三分可减一分，纳酥、蜜煎如稀饧，纳贝母末八分、紫菀末四分，搅令调，一服一匙，日二服夜一服。忌芜荑。

《外台秘要方·卷第十》

【按】今人治嗽重痰饮、轻燥咳，宗"病痰饮者当以温药和之"之旨，忽视肺痿"重亡津液"之机理，仲景麦门冬汤远不能望青龙汤、苓桂术甘辈之项背矣。不知宋前医家从仲景肺痿麦门冬汤悟出，繁衍甘寒润泽之方，功德无量矣，读此等方，无异当头棒喝焉。

《延年》**百部根饮**，主肺气客热，暴伤风寒，因嗽不安方。

百部根一两半 天门冬二两，去心 紫菀一两半 贝母 干葛 白前 橘皮各一两 生姜二两 葱白切，三合 豉三合

右十味，切，以水六升，煮取一升七合，去滓，分温三服，疏数任情（言大致数也），亦可分为四服，欲间食亦得。禁生冷、鲤鱼、蒜。出第五卷中。

《外台秘要方·卷第十》

【按】本书殆即《延年秘录》，作者无考，成书于《千金》之后，凡十二卷，见于《旧唐书·经籍志》。

"肺气客热"指痰热久郁于肺，"暴伤风寒"系骤感风寒，表寒引动痰热，当宜辛散宣解，寒凉清肺，辛散用葱、豉、葛、前，清热化痰用百部、天冬、紫菀、贝母、橘皮，组方殊切时用，可师可法。

《延年》**紫菀饮**，主咳嗽方。

紫菀 贝母 茯苓 杏仁去皮尖两仁者 生姜各三两 人参二两 橘皮一两，去脉

右七物，切，以水五升，煮取一升五合，去滓，分温三服，如人行七、八里更进一服。忌葱、蒜、面、酢。张文仲处。《古今录验》同。出第五卷中。

《外台秘要方·卷第九》

【按】《延年》本方亦以紫菀为主，与前《小品》生姜五味子汤方相较，去干姜、桂心、麻黄，加入贝母、茯苓、生姜、橘皮，显然前方主寒饮，本方主痰湿，且有化热倾向，因正气虚亏，合人参以扶正祛邪。非唐宋医方不重理论，医理全在方药变化中耳。

137

《延年》**贝母煎**，主暴热咳方。

贝母三两　紫菀　五味子　百部根　杏仁去皮尖两仁者，研　甘草炙，各二两

右六味，切，以水五升，煮取二升，去滓，和地黄汁三升、生麦门冬汁一升、白蜜五合、好酥二合、生姜汁一合。又先取地黄、麦门冬及汤汁和煎减半，纳酥、姜汁，搅不得停手。又减半，纳蜜煎如稠糖。煎成，取如枣大含咽之，日三夜再。蒋孝璋处。忌海藻、菘菜、咸物。出第五卷中。

《外台秘要方·卷第九》

【按】此等佳方，宋后罕见，惟有清叶桂间或用意仿佛之。辛苦甘寒合化，宣肺化痰，清热润燥，确具实效，然今日临床已无此法，不备其药，往者陈迹，为绝响焉。

《延年》**杏仁煎**，主气嗽方。

好杏仁一升，去皮尖两仁者，酥熬　糖一合　蜜五合　酥一合　生姜汁一合
贝母八合，别筛末　苏子汁一升，以七小合苏子研，水和滤取汁

右七味，先捣杏仁如泥，纳后六味药，合煎如稠糖，取如枣大含咽之，日三。但嗽发，细细含之。忌猪肉。蒋孝瑜处。

《外台秘要方·卷第九》

【按】辛甘润泽，湿化气道，合苏子更降气而有利痰液排出，宋以后此类润泽方渐次失传而罕用，不知滋润气道、湿化痰液之重要意义与作用，一味在祛寒、清热上下功夫。而燥痰一症，温之愈燥，清之胶着，痰愈难化，喘嗽安有宁日哉？今临床及诸文献言及燥痰皆从干咳无痰、少痰认证，重量而不重质也，盖燥痰者，痰中水液消涸，故黏着于气道不能排出，喻西昌之所谓痰黏气逆，非关量之多少，量少可为燥痰，量多亦为燥痰也，症结在燥而不在痰之量，治疗当以温润湿化为主，喻西昌道破燥痰症情，而其治清燥救肺汤则颇令人有微词处，人参、阿胶、石膏辈未必洞中肯綮，本方可为规范之治，盖专在辛甘润泽上湿化燥痰也，稀化痰液，而滋润气道，与今日西医临床治肺部严重感染之用气雾湿化疗法有异曲同工之妙，而唐宋方用意早此千余年矣。是以不读唐宋方，令人自隘、自窒以致自卑也，亦足证今日之评论唐宋医学以偏嗜金石概之，无异痴人说梦。

《延年》**天门冬煎**，主肺热兼咳，声不出方。

生天门冬汁，一升　生地黄汁，五合　白蜜五合　牛酥三合　白糖五两　杏仁一升，去尖皮，研取汁　贝母　紫菀　通草各三两　百部根　白前　甘草炙　人参　橘皮各二两

右十四味，切，以水六升，煮贝母等药，取二升五合，去滓，纳天门冬、地黄汁，煎可减半，纳酥、蜜、生姜（生姜上组方中无，照录）等，煎令可丸稍强，取如鸡子黄大含咽之，日四五度。忌鲤鱼、芜荑、海藻、菘菜等。张文仲处。

《外台秘要方·卷第十》

【按】 燥咳而用滋润方，此润肺两字之真实含义所在，用天冬、地黄诸汁，润泽肺气而湿化痰液，有利黏痰之排出，此宋前医方之专长，与今日临床用药习惯颇相径庭。久咳必肺虚，故入人参，在甘润药伍中，可无恋邪之忧。

又**天门冬煎**，主肺间热咳，咽喉塞方。

天门冬三两，去心　麦门冬二两，去心　款冬花一两　贝母一两　紫菀二两　茯苓二两　升麻二两　生姜汁，二升　蜜一升　酥一合　地黄汁，三升

右十一味，切，以水八升，煮七物，取一升，去滓，纳生姜、地黄汁，煮取一升，纳蜜、酥于银器中，加汤上，煎令成煎（另本作"丸"字），一服如弹丸一枚，含咽，日夜三、五丸。忌醋物、芜荑、鲤鱼等。颜仁楚处。

又**羚羊角饮**，主肺热胸背痛，时时干咳，不能食方。

羚羊角屑，二两　贝母　生姜　茯苓各三两　橘皮　人参　芍药各二两

右七味，切，以水五升，煮取一升八合，去滓，分温三服，每服如人行八九里久更服。禁生冷、蒜、面、醋。并出第五卷中。

《外台秘要方·卷第十》

【按】 甘润治燥，清热化痰。其中羚羊一味，主在清热，非如清后所谓平肝息风，平肝息风实由清热衍化而来，思邈为始作俑者，《千金》风门诸方中可证之。

《救急》疗肺气积聚，心肋下满急，发即咳逆上气方。

麻黄三两，去节　杏仁去双仁尖皮　柴胡　生姜　半夏洗十遍　葶苈子

熬，研如脂，汤成下，各四两　干枣十二枚，擘　槟榔十枚，并子碎

右八味，切，以水一斗，煮取二升八合，去滓，分温三服，每服相去如人行八、九里久，七日忌食生冷、猪、鱼、羊肉。此方服一剂讫，将息满七日，则服后方。忌羊肉、饧。

又方

茯苓　干苏茎叶　橘皮　麻黄各三两　杏仁去尖皮两仁者　柴胡　生姜各四两

右七味，切，以水一斗，煮取二升七合，去滓，分温三服，每服如人行八、九里久。禁酢物、蒜、热面、猪肉。五日服一剂。

《外台秘要方·卷第十》

【按】宣肺平喘，发越邪气。救急即《救急方》，《外台》、《医心》、《证类本草》俱有引，作者及成书年代俱无考，据《外台》所引佚文，作者于贞观中（公元627—649年）年尚幼，以此推算，约生活于高宗、武后两朝。

《救急》**茯苓人参散**，疗上气胸胁满闷，益心力除谬忘，永不霍乱，能饮食，此方功力，诸药不逮。有人年四十时，因患积痢，羸惫不能起止，形状如七十老人，服此药两剂，平复如旧，久服延年益寿方。

茯苓二斤，去黑皮，擘破如枣大，清水渍经一日一夜，再易水，出于日中曝干，逐手并为散　人参七两，捣筛　甘草一两，炙，切　牛乳七升　白沙蜜一升五合

右五味，以水五升，纳甘草煮取二升，除甘草澄滤，纳茯苓缓火煎令汁欲尽，次纳白沙蜜、牛乳，次纳人参，缓火煎令汁尽，仍搅药令调，勿许焦成，日中曝干，捣筛为散，以纸盛之，温乳及蜜汤和吃并得，亦不限多少，夏月水和，当麨（音炒，指谷物炒熟磨粉）。忌海藻、菘菜、大醋。并是大斗大升大秤两也。此方极验，合数剂立效。出第六卷中。

《外台秘要方·卷第十》

【按】阴阳形气俱不足者，勿刺以针，而调以甘药。霍乱、积痢为肠道疾病，属阳明，而阳明以通为补，乳、蜜滋润滑肠，能去肠中积垢，与朱丹溪倒仓法相似，而乳、蜜味甘，补益精气，况以茯苓健脾去湿为君，佐人参匡扶正气，甘草安和中土，积去垢除而后天得复，是以延年益寿，可谓通补法耳，较之四君子汤之辅以陈

皮理气者，更具通润奥义，疗"上气胸胁满闷"者，土不生金耳，非实喘痰涌之宜。

《备急》疗肠痈、肺痈方。

升麻 白敛 漏芦 芒硝各一两 黄芩 枳实炙 连翘 蛇衔各三两 栀子二十枚，擘 菵藋根四两

右十味，捣令细，以水三升，渍经半日，以猪脂五升，煎令水竭，去滓傅（疑"服"）之，日三。若交（疑"较"）急，合水煎。

《外台秘要方·卷第十》

【按】《外台》所引《备急》，未明作者，今学界大抵以张文仲《随身备急方》认定，而《外台》本有《张文仲方》引录，一书异称，似未当，又王焘《外台》前书名《备急》者殊多，未独张文仲方也。

《必效》疗上气方。

半夏洗 茯苓各四两 橘皮 白术各三两 生姜五两 槟榔十颗

右六味，切，以水一斗，渍一宿，煮取二升七合，分三服，更加甘草三两、人参二两、前胡三两、紫苏一两。忌羊肉、饧、桃李、雀肉、醋物。

《外台秘要方·卷第十》

【按】唐孟诜撰《必效方》，殆即本书。《旧唐书·孟诜》传称"长安中，为同州刺史，加银青光禄大夫。"故《外台》自序有"孟同州"说。孟约生于公元621年，卒于713年，汝州梁人（河南临汝），好方术，精养生，本书之外，另著《食疗本草》。

槟榔先见《别录》，称："主消谷，逐水，除痰澼，杀三虫，疗寸白。"本方疗上气、咳喘，藉其除痰，痰去即所以缓喘。

《广济》疗上气，肺热咳嗽，多涕唾方。

白前四分 生麦门冬十分，去心 贝母 石膏碎，绵裹 甘草炙 五味子 生姜各四分 黄芩五分 杏仁四十颗，去皮尖两仁者 淡竹叶切，一升 白蜜一匙

右十一味，切，以水七升，煮取二升七合，绞去滓，纳白蜜更上火煎三沸，分温三服，每服如人行五、六里，须利三、两行，汤成后宜加芒硝八分。忌热面、炙肉、油腻、醋食、海藻、菘

菜等。

《外台秘要方·卷第十》

《广济》疗上气咳嗽，兼水气癖气方。

葶苈子熬 贝母 桔梗 鳖甲炙 防葵各六分 白术 茯苓 大戟 枳实炙 紫菀 旋复花 杏仁去皮尖，熬 橘皮各四分 芫花二分 大黄十分 皂荚一分，炙，去皮子

右十六味，捣筛，蜜和为丸，空腹以饮服如梧子五丸，日二服，渐渐加至十丸，以微利为度。忌桃李、雀肉、苋菜、醋物、猪肉、陈臭等。

《外台秘要方·卷第十》

许仁则论：又饮气嗽经久不已，渐成水病，其状亦不限四时，昼夜嗽不断，遇诸动嗽物（言遇诸不良刺激），便致困剧，甚者乃至双眼突出，气即欲断，汗出，大小便不利，吐痰饮涎洟沫，无复穷限，气上喘息，每旦眼肿不得平眠，有如此者，宜合**细辛等八味汤，葶苈子十五味丸**服之方。

细辛 半夏洗 桂心 桑白皮各五两 干姜 当归各四两 芒硝六两 杏仁六合，去尖两仁者，研

右药切，以水九升，煮取三升，去滓，纳芒硝，分温三服，每服如人行十里久，当得快利，后好将息，经三、四日，合丸服之。忌生葱、生菜、羊肉、饧。

丸方

葶苈子六合，熬 细辛 五味子各五两 干姜 当归各四两 桂心 人参 丁香 大黄 商陆根各三两 橘皮四两 桑白皮六两 皂荚肉二两，炙 大腹槟榔二十枚 麻黄二两，去节

右药捣筛，蜜和丸，煮桑白皮饮下，初服十丸，日再服，稍加至十五丸，如梧子大。若利则减，秘则加，以大便通滑为度，时时得鸭溏亦佳。忌生葱、生菜。

《外台秘要方·卷第九》

【按】由咳喘而致水病，即今慢性肺源性心脏病，合并右心衰竭，顽固而难治之疾，临床以抗炎、平喘、利尿治之，《外台》细辛八味汤、葶苈子十五味丸与当今治则如出一辙，麻黄、杏仁、细辛、桑皮等宣肺化痰平喘下气，硝、黄、葶、槟、商等通利二便，俾痰饮有出路，且其中扶正以人参，化痰以杏仁、皂荚，温阳以

姜、桂，行气以丁香，各遂其宜，与饮邪相颉颃，既符当今临床之治疗原则，而灵活变化则尤胜之，与金元后治饮之固定模式、习用套方更不可同日语耳。

许仁则论：又依前细辛等八味汤，葶苈子等十五味丸不觉可，渐成水病，余一如前况，更加大小便秘涩，头面身体浮肿，宜合**大干枣三味丸**服之方。

大枣六十枚，擘，去核　葶苈子一升，熬　杏仁一升，去尖皮两仁者，熬

右药合捣，令如膏，可作丸，如硬燥不相着（言制作过程有难处），细细下蜜作丸，依还（仍然意）以桑白皮饮下之，初服七、八丸，日再服，稍稍加之，以大便通为度。病重者，时令鸭溏佳。亦有以前三味煮汤服之。

《外台秘要方·卷第九》

【按】盖由肺络阻塞而肺动脉压增高，下肢回流受阻，导致水肿，千年之前，能仔细观察病情，得出咳喘不已，久"渐成水病"之结论，符合病情发展规律，与明清后医家之侧重臆测者，自有高下之别。

又依前大枣等三味丸服，虽觉气暂歇，然病根深固，药力微弱，且停服大枣丸，合**巴豆丸**五味细细服之，荡涤宿病方。

巴豆仁二十枚，熬，去心皮　杏仁一百颗，去尖皮两仁者，熬　牵牛子五合，熬
葶苈子六合，熬　大枣六十枚，擘，去核

右药合捣，一如前大枣丸法，还以桑白皮饮下之，服三、四丸，日再，稍加，利即减，秘即加，常以大便调为候，病甚时时取鸭溏亦佳，忌芦笋、野猪肉。

《外台秘要方·卷第九》

【按】上列数丸，俱以通利为主，肺与大肠相表里，下焦疏通，上逆可缓。诸丸药逐渐药力加重，以巴豆丸为最峻，或可收效一时，辅以吐纳、淡食，是为无法中求法，荆棘中开辟一线生机矣。

治热病咳嗽，喘息促，不得睡卧，宜服**桑白皮散**方。

桑根白皮一两剉　木通三分剉　天门冬一两去心　款冬花一两　紫苏茎叶一两　皂荚根皮一两剉　川大黄一两剉碎微炒　甘草半两炙微赤剉

右件药，捣筛为散，每服五钱，以水一大盏，煎至五分，去

滓，不计时候，温服。

《太平圣惠方·卷第十八》

【按】本散泻肺清热化痰涤肠，方似寻常，而木通只用三分，佐大黄、皂荚导热下行，该药极苦寒，非泻热导赤似不宜轻用，严师苍山尝谆言此药当持慎，分两只在五分、七分间，不可多用，而目前临床不少医者动辄数钱，谓苦寒泄热，多多益善。晚近科学实验报道，木通影响肾功能，临床必须审慎，而本方只用三分，可见宋人已有体验焉。

治虚劳咳嗽，喘促心烦，宜服**天门冬圆**方。

天门冬_{二两去心焙} 款冬花 五味子 人参_{去芦头} 白茯苓 贝母_{煨微黄} 甘草_{炙微赤剉} 萝卜子_{酥拌炒令香以上各一两} 熟干地黄_{二两}

右件药，捣罗为末，炼蜜和捣三二百杵，圆如小弹子大，每服，以绵裹一圆，常含咽津。

《太平圣惠方·卷第二十七》

【按】虚劳咳嗽，标本并治，人参、熟地补养气血，贝母、款冬、萝卜子治嗽化痰，天冬清肺养阴，五味化饮敛气，用药较杂，与今日临床治疗之"纯"颇相径庭。目前医界及民间习俗，用人参不用萝卜，用萝卜不用人参，其实未必义理所当，盖补其所补，消其所消也，与寒、热并投，燥、润合剂同。此理值得医者深思，约定俗成者，未必真理也，本方天门冬丸方之构成，可供参考。

治久患肺气喘急，痰壅闷乱，宜服**葶苈圆**方。

甜葶苈_{一两隔纸炒令紫色别研如膏} 贝母_{一两煨令微黄捣末} 杏仁_{一两汤浸去皮尖双仁麸炒微黄研如膏} 皂荚_{二两搥碎以酒五合揉取汁煎成膏}

右件药，都研令匀，以皂荚膏和圆，如梧桐子大，每服，不计时候，以桑根白皮汤下二十圆。

《太平圣惠方·卷第六》

【按】葶苈、皂荚，涤痰降气，泻肺通便，俾肺络痰滞从大肠而下彻，杏仁、贝母润肺清热化痰，佐葶、皂以开泄，有相得益彰共奏下气消痰之功。其中皂荚一味涤痰清肠消滞通便，宋代习用于痰嗽哮喘病证。

治肺脏伤风冷，语声嘶不出，喘促痰逆，宜服**麻黄散方**。

麻黄三分去根节　五味子三分　桂心三分（半两）　　甘草一分炙微赤剉　半夏半两汤洗七遍去滑　人参三分去芦头　干姜半两炮裂剉　陈橘皮三分汤浸去白瓤焙杏仁一两汤浸去皮尖双仁麸炒微黄

右件药，捣筛为散，每服三钱，以水一中盏，入生姜半分，枣三枚，煎至六分，去滓，不计时候稍热服。

《太平圣惠方·卷第六》

【按】本证风寒痰饮，致咳逆痰喘，音声嘶哑不出，所用麻黄散方变化小青龙汤，入杏仁宣肺化痰下气启音，人参扶养正气。痰喘发作时，宋前不避养正。

治肺脏气壅，外伤风冷，语声嘶不出，咽喉干痛，宜服**生地黄煎方**。

生地黄汁一升　生姜汁二合　生麦门冬汁半升　牛酥五两　白蜜半斤枣肉三十枚研

以上六味，相和于银锅中，慢火熬令稀稠得所，入后药。

桂心一两　贝母一两煨令微黄　细辛一两　杏仁一两汤浸去皮尖双仁麸炒微黄研如膏　菖蒲一两　皂荚子仁一两微炒

右件药，捣细罗为散，入前地黄煎中，搅令匀，不计时候，取一茶匙含化咽津。

《太平圣惠方·卷第六》

【按】此证属外感风寒，而体质阴虚，或咳痰久之，津涸阴伤，症状则条文中未加细述，谅肺气壅盛而见咳嗽痰多，音声嘶哑，外邪因阴虚而化热，又久咳伤阴，肺液耗损，虽风冷亦致燥也，故呈咽喉干痛，治疗则辛甘合剂，以甘寒生地、麦冬诸汁清热养阴，桂、杏、辛、贝等辛开祛风宣肺化痰，益以菖蒲轻清开发，化痰启音，皂荚涤痰，清理肺肠。其服法取不时"含化咽津"润泽肺津，涤痰启音，取潜移默化义也。与前方麻黄汤相较，共为外伤风冷，语嘶音不出，而治疗迥然不同，盖病机寒热相背故也，唐宋医方不细述病机，而理在其中，孰谓唐宋医书不重理论？

治肺脏伤风冷，声嘶，宜服温肺顺气通声，**含化菖蒲煎方**。

菖蒲一两末　桂心二两　生姜半两绞取汁　白蜜十二两

右件药，先以水一大盏，煎菖蒲桂心取五分，次入姜汁，并蜜，炼成膏，不计时候，取一茶匙含化咽津。

《太平圣惠方·卷第六》

【按】外伤风冷，声嘶而燥，故与菖蒲启音，白蜜润泽，与前麻黄汤证又稍有不同。

治肺气咳嗽，头面虚肿，小便秘涩，宜服此方。

甜葶苈二两以水净过日晒干却用浆水浸一炊久取出又晒干　汉防己半两　桑根白皮三分判　郁李仁二两汤浸去皮尖微炒

右件药，捣罗为末，煮枣肉和圆，如梧桐子大，每服，不计时候，以粥饮下二十圆。

《太平圣惠方·卷第六》

【按】古人有因咳为肿之说，其说亦当辨析，如暴咳、剧咳，肺气逆上，痰气交阻，可见头面虚肿，其治在肺，咳缓则肿自消。而虚劳久咳，淹缠不差，由肺及脾，由脾及肾，肾虚而水肿者，秦越人所谓过于脾（胃）则不可治，洵为难治之证。本方所主已为后者，盖虚肿而小便秘涩也。以现代医学临床目之，慢性呼吸系统疾病，致阻塞性肺气肿，肺动脉压力增高，下肢回流受阻，可呈下肢凹陷性水肿，尚可见其他体征，如气促状呼吸、唇绀、颈静脉充盈，肝颈反流（十），肺部湿啰音等，为"肺心"病，或"心衰"，或"呼衰"，其病矛盾多端，须积极综合治疗，而挽回已难。本方所治证，殆属后者，中西医两端俱称难治，是以非本方所能一举而弋获者，或稍可退肿，而病根如磐石，推之不移矣，或少缓，逾时辄发为必然也。是以咳缓肿退之后，尚须着意调养脾肾，以固根本，增强体质，预防外感。并须"淡食"，盖思邈、丹溪之谆嘱也，以静心吐纳，少私寡欲，稍稍呼吸功能锻炼，或可望挽回于十一，切忌烟酒、滥服秘方膏丹，有百害而无一利也。

治肺脏气壅，面目四肢浮肿，喘促咳嗽，胸膈满闷，烦热，**汉防己圆方**。

汉防己一两　商陆一两　麻黄一两去根节　赤茯苓一两　桑根白皮一两半判

甜葶苈一两隔纸炒令紫色　蛤蚧一对头尾全者涂酥炙微黄　杏仁一两汤浸去皮尖双

仁麸炒微黄

右件药，捣罗为末，炼蜜和捣三二百杵，圆如梧桐子大，每服，不计时候，以生姜汤下二十圆，粥饮下亦得。

《太平圣惠方·卷第六》

【按】麻黄、杏仁开肺，疏浚上焦气壅，桑皮、防己、葶苈、商陆泻肺而决渎下闭，诸药峻悍，辅之以蛤蚧收纳，收暴喘之脱，纳肾气之蛰藏于一线生机中矣。

治肺气壅滞，关膈不通，四肢浮肿，喘息促急，坐卧不得，宜服**大腹皮散**方。

大腹皮三分剉　汉防己半两　桑根白皮三分剉　木通三分剉　赤茯苓一两　郁李仁一两汤浸去皮尖微炒　甜葶苈一两半隔纸炒令黄色　泽漆三分　桂心半两　百合二分　陈橘皮一两汤浸去白瓤焙

右件药，捣罗为散，每服三钱，以水一中盏，入生姜半分，枣三枚，煎至六分，去滓，不计时温服。

《太平圣惠方·卷第六》

【按】循名责实，效在葶苈、防己、郁李、赤苓之泻肺降气，通利二便，桂心则温上启下，诸药分两俱在半两以上，而非腹皮三分所能奏效。

治肺壅热，吐血后咳嗽虚劳少力，宜服**百花煎**方。

白蜜五合　生地黄汁三分（合）（原文如此，"合"字宜当）　生姜汁一合　黄牛乳五合　藕汁三合　秦艽一两去苗　白茯苓一两　柴胡一两去苗　干柿五枚煮软细研如糊　杏仁一两汤浸去皮尖双仁麸炒微黄　黄明胶五两捣碎炒令黄燥

右件药，捣细罗为散，与蜜及诸药汁，兼干柿，同于银锅子内，以慢火煎成膏，别收于合器中，每服，不计时候，以粥饮调下一茶匙。

《太平圣惠方·卷第六》

【按】清热润肺，消瘀止血，诸润药中合入柴胡，发越余邪，辅以秦艽，祛风通络，引风饮下趋，正合《本经》所谓"主寒热邪气，下水利小便"之旨，可见古人制方匠心，贴切临床。

治肺脏壅热，久嗽，涕唾稠黏，气促不能食，宜服**天门冬**

煎方。

天门冬二两去心以水一升半煮令极烂候水尽细研　紫菀一两洗去苗土　桔梗一两去芦头　贝母一两煨令微黄　赤茯苓一两半　木通一两剉　桑根白皮一两剉以上同捣细罗为散。　生地黄汁四合　藕汁三合　生麦门冬汁三合　酥二合　白蜜三合

右件药，先下地黄麦门冬藕汁，煎六七沸，次下前散搅令匀，即下酥，缓火煎如饧，收于盒中，每于食后，及夜间，含一茶匙，细细咽津。

《太平圣惠方·卷第六》

【按】"涕唾稠黏"点出燥字特征，可惜此层奥义，未能深入，致临床迄今模糊不清。但须看此类古方之甘寒润泽，即可认证燥痰燥咳之略无疑义。今人大抵不识燥字含义，唐、宋医方面前只能雾里看花矣。

又"涕唾稠黏"之"涕"不能视作鼻水，"唾"不能认作口水，皆痰液之统称，仲景肺痿之"吐涎沫""时时吐浊"，亦同义，俱古今痰字之不同称谓也，否则"吐涎沫"当令人想起癫痫，"时时吐浊"则浊涕鼻渊相系，大背仲景本意耳。

治肺痿损败，气喘，咳嗽有血，宜服**阿胶散**方。

阿胶一两捣碎炒令黄燥　熟干地黄三分　白茯苓半两　人参三分去芦头　麦门冬半两去心焙　蛤蚧一只头尾全涂酥炙令微黄　侧柏叶一两涂酥炙令黄

右件药，捣细罗为散，每服，不计时候，以粥饮调一钱。

《太平圣惠方·卷第六》

【按】张介宾、叶桂、魏之琇方之先绪，明清医方大抵有来历，源在唐宋耳。

治热病，心膈烦热，肺壅喘急，宜服此方。

杏仁一两汤浸去皮尖双仁麸炒微黄　马兜铃半两　麻黄一两去根节　麦门冬一两去心　五味子一两半　桑根白皮三分

右件药，捣筛为散，每服五钱，以水一大盏，煎至五分，去滓，不计时候，温服。

《太平圣惠方·卷第十七》

【按】宣肺平喘，化痰止咳药中合入一味麦冬，发人深思。麻、杏、桑、兜、味乃清热宣肺、下气化痰，然痰热渐次化燥，须佐以

润肺泽燥，俾肺阴不伤、燥痰得化，参仲景治肺痿麦门冬汤，最是切当，盖肺壅、痰热、化燥之治也。

治热病，气喘咳嗽，宜服**杏仁煎**方。

杏仁五两汤浸去皮尖双仁　黄牛酥二两　白蜜半斤　生姜汁二合

右件药，以酥拌杏仁，炒令黄熟，捣如膏，入蜜姜汁，同煎如稠饧，每服三钱，含咽津，不计时候服。

《太平圣惠方·卷第十七》

【按】肺燥喘咳，甘润沃之。

治热病，毒气攻肺，咳嗽，喉中生疮，宜服**生地黄饮子**方。

生地黄二两切　川升麻一两　玄参一两　川大黄一两生用　柴胡二两去苗
贝母一两煨令微黄　麦门冬一两去心　百合一两　甘草一两炙微赤剉

右件药，细剉和匀，每服半分，以水一大盏，煎至五分，去滓，入蜜一小匙，更煎一沸，放温，不计时候服。

《太平圣惠方·卷第十八》

【按】名方普济消毒饮实由《圣惠》此类方衍化而来，消毒饮苦寒过之，甘寒逊色，本方藉生地、麦冬、玄参为主药，增水即所以救焚，亦后世叶、吴阐发主题，世人每称叶、吴为热病养阴圭臬，斥宋人专嗜香燥金石，是不读《圣惠》、《圣济》，为《局方》所蒙蔽耳。

治肺气咳嗽，头面虚肿，小便秘涩，宜服此方。

甜葶苈二两以水净过日晒干却用浆水浸一炊久取出又晒干　汉防己半两　桑根白皮三分剉　郁李仁二两汤浸去皮尖微炒

右件药，捣罗为末，煮枣肉和圆，如梧桐子大，每服，不计时候，以粥饮下二十圆。

又方。

甘遂半两煨令微黄　川大黄半两剉碎微炒　甜葶苈半两隔纸炒令紫色　前胡二分去芦头　巴豆一分去皮心研纸裹压去油

右件药，捣罗为末，炼蜜和捣一二百杵，圆如绿豆大，每服空心，以粥饮下三圆。

《太平圣惠方·卷第六》

【按】因肺气咳喘而致头面四肢浮肿者，古人有因咳为肿之说，现代医学则认为反复肺部炎症，气道阻塞，肺功能减退，以致形成"肺心"病，慢性"心衰"，用药以抗感染为主，佐以利尿剂如"双克"等，而利弊半之。唐宋治病，常以攻邪为主，本方为唐制余绪，集攻涤之大成，有逐痰平喘、清热利水之功，与西药之抗菌、解痉、利尿意颇仿佛，而利弊亦半之，惟在医者择宜而用，唐宋医学之尚实，于此亦见一斑。

治多年肺气，累疗不差，心膈烦热，喘促，宜服此方。

砒霜一两以熟绢裹用大萝卜一枚开一窍入砒霜又用萝卜塞却以线缠紧内铛中以水入灯心五束煮半日出之取砒霜研令细入后药用之　五味子半两捣末　金箔五十片研　黄药半两捣末　银箔五十片研　绿豆粉一两　蜜陀僧半两研　腻粉一钱

右件药，同研令匀，煮枣肉和圆，如梧桐子大，以沙糖温水，研化一圆，食后服之。

《太平圣惠方·卷第六》

【按】砒治哮，《千金》已载，《开宝本草》："主诸疟，风痰在胸膈"，宋时常作治哮，本方较杂，金、银重镇定惊，以制哮发之惊恐不宁，五味化饮安神，黄药、绿豆寒凉解砒毒。《圣惠》之后，许学士《普济本事方》颇赞其验，有紫金丹（信砒、豆豉）"治多年肺气喘急，呴嗽晨夕不得眠"，称："有一亲表妇人，患十年，遍求医者皆不效，忽有一道人货此药，谩赠一服，是夜减半，数服顿愈，遂多金丐得此方。予屡用以救人，恃为神异。"其实以砒治哮，非道人之秘，是北宋当时验方，而其后医者未必遍审《圣惠》，更无由研读《圣济》，令医学日趋偏仄，遂使综贯百代、博大精深之学逐渐嬗变为个人经验之秘，不亦悲乎！

《本事方》组方简约，仅以豆豉辅之，而豉治咳喘，《千金》已载，取其发越邪气兼制砒毒。二十世纪六十年代初，沪上名医姜春华先生在中华医学会学术讲座中，亦提及在农村以砒治宿哮之学验，惜临床界因砒悍毒，未敢轻试，而《本事方》之实效，盖源出《圣惠》，洵非虚妄，值得今日重视和研究。

治肺气喘急，时嗽，坐卧不得，喉中鸣，心胸满闷，宜服马兜铃散方。

马兜铃三分　桑根白皮三分剉　汉防己半两　麻黄三分去根节　白茯苓柴胡三分去苗　白前半两　大腹皮三分剉　陈橘皮一两汤浸去白瓤焙　桔梗三分去芦头　五味子半两　甘草一分炙微赤剉　紫菀半两洗去苗土　杏仁五十枚汤浸去皮尖双仁麸炒令微黄

右件药，捣筛为散，每服三钱，以水一中盏，入生姜半分，煎至六分，去滓，不计时候，温服，忌炙煿热面。

《太平圣惠方·卷第六》

【按】寻常方药，用药分量颇独特，兜铃、桑皮、麻黄、茯苓、柴胡、腹皮、桔梗、甘草只一分至三分间，而防己、五味、紫菀、杏仁、陈皮则俱半两或以上，盖轻药轻投，浊药重投也，与晚近临床之轻药重投者不可同日语。药物用量之效，不在于重，不在于多多益善，关键在准，恰到好处，正如木工下隼，非干用力大小，责在分毫不爽，轻轻一拍即合也。

治虚劳咳嗽，及肺壅上气，宜服**蛤蚧丸**方。

蛤蚧一对头尾全者涂酥炙令黄　贝母一两煨微黄　紫菀一两去苗土　杏仁一两汤浸去皮尖双仁麸炒微黄　鳖甲二两涂醋炙令黄去裙襕　皂荚仁一两炒令焦黄　桑根白皮一两剉

右件药，捣罗为末，炼蜜和捣三二百杵，圆如梧桐子大，每服，以枣汤下二十圆，日三四服。忌苋菜。

《太平圣惠方·卷第二十七》

【按】此证虚劳精亏，肾不纳气，而肺气又臌郁不宣，痰阻支络，虚中夹实，故用药纳肾滋阴、泻肺涤痰并行不悖，如蛤蚧之与皂荚，鳖甲之与桑皮，效应相背，而各擅其用，有纳气而不滞痰，宣泄而不耗阴之妙，颇耐人寻味。

治虚劳上气，咳嗽不止，**紫菀散**方。

紫菀一两洗去苗土　五味子三分　甘草半两炙微赤剉　百合三分　白茯苓一两

右件药，捣粗罗为散，每服三钱，以水一中盏，煎至五分，去滓温服，日三四服。

《太平圣惠方·卷第二十七》

【按】此久嗽不止简治方，殆咳久不止而呈气逆状，非毛瘁色天之劳嗽，故用药如此。其用药分量值得寻味，菀、苓、草俱以两计，五味、百合各只三分，谅敛补为次耳。

治肺壅热气逆，吐血，宜服**蒲黄散**方。

蒲黄三分　当归半两剉微炒　人参半两去芦头　天门冬半两去心焙　麦门冬半两去心焙　甘草半两生用　黄芪一两剉　赤芍药半两　阿胶一两捣碎炒令黄燥　生干地黄一两

右件药，捣细罗为散，每服，不计时候，以粥饮调下一钱。

《太平圣惠方·卷第六》

【按】因热郁化瘀而致吐血，故以蒲黄化瘀止血名方，归、芍、地佐之，然症结在肺壅热，当凉血清热为主，地黄、天冬、麦冬皆半两以上，蒲黄止三分，实名地黄主热散，亦无不可。人参、黄芪、阿胶扶元固血，盖防脱耳。

治肺壅热极，肺胀喘，吐血不止，宜服此方。

生藕汁二合　生地黄汁二合　刺蓟根汁二合　牛蒡根汁二合　生蜜一合　生姜汁半合

右件药汁，调和令匀，每服一小盏，不计时候温服。

《太平圣惠方·卷第六》

【按】失血补液固脱，此现代医学临床治疗措施之一，而唐宋医者已考虑及此，本方即是一例，以清热凉血消瘀止血之诸自然汁，不计量、不计时间，频服之，此种药治、服法，金元之后，除丹溪间或用之外，临床罕识，今濒失传矣。诸自然汁之治病，效在未经炮制，保持新鲜植物之各种精华物质，此其一；其二则用量颇大，不拘后世三钱、五钱之限。其治疗作用颇多，如养阴生津、清热止血、润燥湿化痰液、扶元固脱等，视不同病证，而选用不用药物为汁，本证为肺热、咳喘、吐血，须清热凉血治嗽止血，故用生藕、生地、刺蓟、牛蒡为汁，配伍精约，切中病机，前方蒲黄散服后不效，亟以本方频服以止血增液，相类今日临床补液止血之用耳。

治热病，壮热，头痛，咳嗽，宜服**麦门冬散**方。

麦门冬一两半去心焙　葛根三分剉　柴胡一两去苗　贝母三分煨微黄　川升

麻_{半两} 百合_{半两} 栀子仁_{一分} 甘草_{一分炙微赤剉}

右件药，捣粗罗为散，每服四钱，用水一中盏，入豉半合，葱白二茎，煎至六分，去滓，不计时候，温服。

《太平圣惠方·卷第十八》

【按】本方为辛凉解表法，治热病邪在卫、气之间。以柴、葛、升寒凉清热解表，再合入葱、豉，令热达腠开，邪从汗出，复以麦冬、栀子清热存阴，贝母、百合清肺化痰。此类方治实与有清叶、薛、吴、王原则上并无区别，惟受金元洁古、东垣影响，天士视柴胡劫肝阴、葛根耗胃汁之后，后世遂畏惧而不敢轻用于温热，其实葛根、升麻俱养液清热解毒，柴胡更清热发汗解肌，近世临床制成柴胡针治疗外感发热，略无禁忌，更不须问患者体质之阴虚、阳虚、肝阳上亢与否，盖治病耳，邪去正即复。读唐宋方，与金元相较，高下彰明。

治热病，肺壅喘急，宜服**皂荚丸**方。

皂荚_{一两半去黑皮涂酥炙微黄} 郁李仁_{三分汤浸去皮尖研如膏} 甘草_{三分炙微赤剉}
麻黄_{三分去根节} 甜葶苈_{一两熬令黑捣如泥}

右件药，捣筛为末，入郁李仁葶苈，同研令匀，炼蜜和圆，如梧桐子大，每服，不计时候，以粥饮下十圆。

《太平圣惠方·卷第十七》

【按】本方以皂荚、葶苈、郁李仁涤痰降气清肠通便为主，佐麻黄开启肺气，肺与大肠相表里，清肠即所以降肺气也。严师苍山先生颇信皂荚之效，于二十世纪六十年代初，制成皂荚丸，广泛应用于临床之慢性便秘者，验者无算，盖亦宋人遗绪耳。

治肺脏壅热，喘促咳嗽，心神烦闷，宜服**天门冬丸**方。

天门冬_{一两去心焙} 麦门冬_{一两去心焙} 人参_{一两去芦头} 赤茯苓_{一两} 百合_{一两} 桑根白皮_{一两剉} 紫菀_{一两洗去苗土} 杏仁_{一两汤浸去皮尖双仁麸炒微黄}
贝母_{一两煨令微黄} 前胡_{三分去芦头} 五味子_{三分} 甘草_{半两炙微赤剉}

右件药，捣罗为末，炼蜜和捣三五百杵，圆如弹子大，每服食后，绵裹一圆含化咽津。

《太平圣惠方·卷第六》

【按】天门冬丸治外感肺热咳喘，其用药似不逮清代叶、吴讲究，后者遇此等证每用轻灵之品，如银、翘、桑、菊、杏、贝、芦等，此其发展，清人用药趋"纯"，而唐宋方则药用较"杂"，辄养正与祛邪并举，宣发与收涩合用，如本方外感痰喘之主以天麦冬，佐以人参养正，与桑皮、前胡、贝母、杏仁合剂，与晚近用药颇有"纯""杂"之别。窃为习医不可骤然操"杂"，漫无法度，药石乱投，宜从流溯源，以金元明清医学为法度，融贯之后，又不为所囿，再上探唐宋医学，由简而繁，从"纯"登"杂"，其时视野拓展，治方丰繁，而又法度森严，取舍有当，所谓登堂而入室者也。

治虚劳咳嗽，气喘乏力，吃食全少，坐卧不安，宜服**补肺散**方。

人参去芦头　桂心　钟乳粉　白石英细研水飞过　麦门冬去心焙　五味子　熟干地黄　白茯苓以上各一两　干姜半两炮裂剉　黄芪三分　鹿角胶二两捣碎炒令黄燥　甘草三分炙微赤剉

右件药，捣细罗为散，每服不计时候，煮姜枣粥饮调下二钱。

《太平圣惠方·卷第二十七》

【按】本方补精纳肾，宜于咳喘缓时，方中所谓"气喘"，是动则气逆，非哮喘之发，属肺功能不全，此类补益方是无法中求法，或见效验，然而，即使咳喘缓解期，肺络深处必有痰踞，滋肾益精方中宜酌加川贝、竹沥之类，令痰能咯出，更为周全。

治热病八九日，胸满喘促，咳嗽，坐卧不安，宜服**杏仁散**方。

杏仁一两汤浸去皮尖双仁　枳壳半两麸炒微黄去瓤　大腹皮半两剉　天门冬一两去心　款冬花半两　川大黄一两剉碎微炒　桑根白皮三分剉　甘草三分炙微赤剉　黄芩一两　麻黄三分去根节

右件药，捣筛为散，每服五钱，以水一大盏，入灯心一束，煎至五分，去滓，不计时候，温服。

《太平圣惠方·卷第十八》

【按】本方麻黄量似偏小，又宜加射干、川朴，以合仲景意旨，酌入瓜蒌子皮则更确具实效。

治肺气喘急，下焦虚伤，宜服**阿胶膏**方。

阿胶三两捣碎炒令黄燥捣末　白羊肾三对去筋膜切细研　杏仁三两汤浸去皮尖双仁

麸炒微黄研如膏　薯蓣二两捣为末　薤白一握细切　黄牛酥四两　羊肾脂四两煮去滓

右件药相和，于瓷瓶内贮之，蒸半日，令药成膏，每服，不计时候，以暖酒调下一茶匙。

《太平圣惠方·卷第六》

【按】宜于肺肾两虚之喘急，素有房帏酒色之伤，复宿根痰喘者，见症必虚多实少，而川贝、竹沥辈总须随症加入。

本方用意与后世张景岳金水六君、贞元辈，与叶天士、魏玉璜之专恃熟地，大意相类，一则填精，二则润肺，今日临床于此类古方领会似少。

治虚劳伤中，脉绝筋急，肺痿咳嗽，宜服**鹿髓煎方**。

鹿髓半升　蜜二两　酥二两　生地黄汁四合　杏仁三两汤浸去皮尖双仁以酒一中盏浸研取汁　桃仁三两汤浸去皮尖双仁以酒半盏浸研取汁

右件药，先以桃仁杏仁地黄等汁，于银锅内，以慢火煎令减半，次下鹿髓酥蜜同煎如饧，每于食后，含咽一茶匙。

《太平圣惠方·卷第二十七》

【按】肺痿属燥，甘润主之，即是本方本意，然燥字下尚有三大特点，其一为精虚，故入鹿髓；其二火炽，与生地汁；其三为瘀，血络之损，在生地之外，复入桃仁消瘀。然鹿髓、地黄、桃仁俱以润燥为前提。

治久患上气，胸胁支满，**厚朴温肺散方**。

厚朴去粗皮用糯米粥浸一次(炊)饭久曝干为末一两半　葶苈子微炒捣为细末一两　皂荚子一升不蛀者蒸两遍焙干为末　接骨草阴干为末三两　诃黎勒煨取皮半两为末

右五味，同研为散，每日空心，以生姜蜜汤调下两钱匕，晚饭后再服。若远行炼蜜为丸，如弹子大，含化一丸。

《圣济总录·卷第六十七》

【按】厚朴下气，仲景方有先例，惟厚朴苦燥，本方以糯米粥浸，润其燥而缓其苦，而温肺下气之效尤显，是以名温肺散。葶苈、皂荚泻肺涤痰，诃黎勒收纳散越之气，俾下气而不泄，摄纳以降肺，组方至妙，接骨草习俗治跌打损伤，以擅逐恶血故，又能祛痰化饮下水，《新修本草》称："主痰饮，下水肿及痰疟"，故《圣济》藉治咳喘痰涌，兼见水肿者尤宜，虚羸则慎之。

治痰癖，咽嗌不利，及大肠涩滞嗽涩，**皂荚槟榔丸方**。

皂荚去皮并子判 半夏各一两 杏仁汤浸去皮尖双仁半两以上三味用醋一升煮尽为度慢火炒焦捣末 巴豆二十一枚去皮用醋一升半慢火熬透心紫色为度水淘暴干研 槟榔判捣半两

右五味，研令匀，炼蜜和丸，如梧桐子大，每服一丸，至两丸，临卧生姜汤下。

《圣济总录·卷第六十三》

【按】咽嗌不利者，痰滞耳，痰液阻于咽喉，梗痒不舒，吐之不出，咽之不下，痰阻则增咳，咳剧则痰愈生，互为恶性循环，因之，痰癖为主要病机所在，而攻逐痰癖则为主要治疗措施。本方皂荚、半夏、杏仁、槟榔俱祛痰，因癖踞胶固，大便秘涩，故持巴豆攻逐，然似寒痰为宜，倘痰热者，当用大黄矣。

治冷痰癖饮，胸膈痞满，呕逆不止，**半夏汤方**。

半夏汤洗七遍切焙三两 白术 人参 赤茯苓去黑皮 桂去粗皮 甘草炙 附子炮裂去皮脐各二两

右七味，判如麻豆大，每服五钱匕，以水一盏半，入生姜半分切，煎取七分，去滓温服，食前日三。

《圣济总录·卷第六十四》

【按】冷痰寒饮致呕逆痞满，以半夏化痰降逆安胃和中为主，桂、附温中散寒，四君子健脾燥湿，盖治在中焦，非上焦咳痰喘为病也。

治咳嗽，咽嗌不利，**蛤蚧散方**。

蛤蚧一对雌雄头尾全者不得有蛀蚀水洗净焙干 枇杷叶拭去毛三分 柴胡去苗半两 紫菀净洗焙干三两 贝母去心炒一两 人参半两 鹿角胶炙燥三分

右七味，捣罗为细散，每用梨一颗，去皮细切，净器研之，生绢滤自然汁于银器内，用药末半钱匕，入梨汁中，以慢火熬三五沸取出，每食后临卧服之，去枕仰卧一饭顷。

《圣济总录·卷第六十五》

【按】此治虚劳精亏，肾不纳气之久嗽，但言"咳嗽、咽嗌不利"，则义理似未阐明，据药推证，当见久咳、气短、色夭羸弱，目前现代医学临床言之，则为慢性肺部感染、阻塞性肺气肿、肺心、呼吸衰竭之象，此类方坎炁亦效，或用阿胶，亦加地黄，总为填补精血、益肾摄气之用，因有风、痰间夹，故柴胡、贝母等兼筹并顾之。

治咳嗽久不已，**百部煎方**。

生百部汁　生地黄汁　生姜汁　生百合汁如无以藕汁代　蜜各一盏
枣四两去皮核

右六味，同熬成煎，每服一匙，温麦门冬熟水半盏化开，空心日午临卧各一服。

《圣济总录·卷第六十五》

【按】《圣惠》治肺壅热及肺胀吐血，用生藕汁、生地汁、刺蓟根汁等为主，本方对久咳不已，用生百部汁、生地汁、生姜汁、生百合汁为主治，盖视病证不同而选专药疗矣。《外台》载崔氏疗咳方，用杏仁、苏子汁、生姜汁、蜜，可视作治燥嗽之先，本方则治燥嗽之久不已者。自然汁疗嗽，其机理今日临床较少理会。古人尝言六淫之邪皆从火化，按今日临床之咳嗽特征言之，六淫之邪皆从燥化，盖与天、人相关，天时者，发病多在秋冬，而秋冬肃杀主燥；人体者，世殊人异，今人体质阴虚化燥者众，二十世纪六十年代，名医介绍学验常以小青龙汤为主，麻黄有用至五钱、七钱者，主在宣肺降气温化痰饮，究其实，当时寒饮为祟者多，今则非复当时矣。而咳嗽又具特殊之燥化机理，凡感外邪，肺气逆而为咳，痰聚随之，而咳则气道通气增加，秋冬久咳之后，气道随大气而燥化，凡入夜张口呼吸者为尤，气道既燥，附着于气道壁之痰液亦随之燥化，黏着于气道，不能咯出，此六淫之邪从燥化理也，验诸临床，久咳者什九黏痰不畅如牵丝，舌绛少津为证。燥痰之征，历来学者罕见阐发，俱以干咳、无痰、少痰、咽干为论，盖据量而不从质也，燥痰为液涸之痰，痰稠而黏不能咯出，非拘拘于痰白、痰黄、痰多、痰少之辨，所谓润肺之真谛，疑即对此而设，润泽气道而湿化痰液也。润肺湿化之后，痰能松动咯出。而润肺两字，诸先贤大抵谓诸治嗽药用蜜炙即是，如炙麻黄、炙紫菀、炙款冬、炙兜铃等，然药增蜜炙即可谓润肺耶？深究唐宋方，见诸多自然汁润泽用法，始积疑冰释，豁然开朗焉。百部煎方即为典型之久嗽润燥方，所憾者诸自然汁绝响已久，今难为其事矣。

治咳嗽，**贝母散**方。

贝母_{十枚大者去心麸炒令黄} 阿胶_{炙燥} 甘草_{炙剉各半两}

右三味，捣罗为细散，每服二钱匕，临卧煎糯米饮调下，服后去枕仰卧。

《圣济总录·卷第六十五》

【按】《圣济》常用阿胶治嗽，取其润泽肺燥，并以糯米饮调下，令气道湿化，贝母遂其咯痰外出之功，组方奇简，构思非比寻常。

治咳嗽喘急，**蛤蚧丸**方。

蛤蚧_{酥炙一对} 葶苈子_{纸上炒别研} 杏仁_{汤浸去皮尖双仁炒各二两} 款冬花 贝母_{去心} 诃黎勒皮_{各一两} 甘草_{炙剉半两}

右七味，除葶苈杏仁外，捣罗为末，别研二味再研匀，炼蜜和丸，如梧桐子大，食后煎桑白皮汤下二十丸。

《圣济总录·卷第六十五》

【按】此敛纳、宣泄并举方，蛤蚧与桑皮、杏仁，诃黎勒与葶苈俱相背而互辅，共治久喘痼疾之多端矛盾：一则下虚气耗，肾不摄纳，一则上盛痰壅，肺气膹郁。

治膈痰结实，胸中痞闷，咳嗽喘急，**半夏丸**方。

半夏_{汤洗七遍焙五两} 皂荚_{五挺去皮子椎碎水一升煮焙} 生姜_{切焙五两}

右三味，捣罗为末，入生姜汁炼蜜和丸，如梧桐子大，每服二十丸，食后炮皂荚子汤下。

《圣济总录·卷第六十四》

治暴嗽，**诃黎勒含化**方。

诃黎勒_{生去核一枚}

右一味拍破，含之咽津，次煎槟榔汤一盏投之。

《圣济总录·卷第六十五》

【按】咳、痰、喘三者关系密切。咳则生痰，痰滞则咳，咳痰阻塞肺络必致气逆喘急，三者可分而不可离，然又有先后、缓急、主次之别。以咳主为急，痰、喘未甚，或暴咳、剧咳初起痰不多者，本方宜之，收敛肺气而缓止其咳，虑有些微痰滞在肺，故辅以槟榔汤服之化痰下气，令诃黎勒无留邪之弊。

治久咳嗽，**异功散**方。

陈粳米一升生姜半斤捣自然汁浸焙干　厚朴去粗皮涂生姜汁蜜炙二两　诃黎勒煨三枚小者　槟榔剉一枚　甘草半两半生半炙剉

右五味，捣罗为散，每服一钱匕，米饮调下，食后日三。

《圣济总录·卷第六十五》

【按】久嗽而咳为主要矛盾者宜之，陈米培土生金，诃黎勒敛肺止嗽，厚朴下气，槟榔微利痰滞，甘草调和诸药，共奏止嗽之异功，非钱氏健脾名方异功散也。

治冷嗽，**阿胶汤**方。

阿胶炒令燥　五味子　麻黄去节　陈橘皮汤浸去白焙各一两　甘草炙剉杏仁汤浸去皮尖双仁炒各半两

右六味，粗捣筛，每服三钱匕，水一盏，入生姜三片，煎至七分，去滓温服，不计时候。

《圣济总录·卷第六十五》

【按】风寒咳嗽，剧咳暴嗽而不能阻遏，痰不甚多而咳出易易者宜之。

治热嗽，心胸不利，或时烦喘，**天门冬丸**方。

天门冬去心焙二两　射干　桂去粗皮　玄参　远志去心各半两　黄芪剉三分　杏仁去皮尖双仁麸炒　栝蒌根　百部　紫菀去苗土　马兜铃各一两

右一十一味，捣罗为末，炼蜜和捣三二百杵，丸如梧桐子大，每服二十丸，温水下，不拘时候。

《圣济总录·卷第六十五》

【按】以天门冬为主治喘嗽，《外台》已载《延年》天门冬煎主肺热兼咳方（天冬、生地、白蜜、牛酥、白糖、贝母、紫菀、通草、百部根、白前、甘草、人参、橘皮），《太平圣惠方》更多天、麦冬丸治热嗽诸方，有治虚劳热嗽加入人参、地黄，本方又以天冬名方治热嗽，可证唐宋盛行天麦冬治疗肺热咳喘，外感合入桑皮、前胡、杏仁、紫菀，燥咳加入地黄汁、生姜汁、白蜜，故无论虚实，热嗽俱可用天麦冬，与今日临床畏其滋阴滞痰而不轻投之习俗相间。

本证颇复杂，其一为肺热，可见痰黄或黏不畅，烦喘咽痛渴饮等；其二为热嗽中见虚象，或病久不差，气短乏力等；其三为心胸不利，咽痒痰黏等症明显。简言之，其咳喘为兼热、虚、燥三者，本方兼顾之，天冬、射干清热，元参、杏仁、蜜润泽，黄芪益气。此宋前方药之组合，与今日临床相间。

治肺热咳嗽，**黄金丸方**。

葶苈子_{隔纸微炒} 半夏_{炒赤色各三两} 青橘皮_{汤浸去白焙半两} 干姜_{炮一枣许} 大黄_{剉炒三分}

右五味，捣罗为末，别用生姜自然汁，煮面糊搜和，丸如绿豆大，每服十五丸，稍加至三十丸，临卧温熟水下。

《圣济总录·卷第六十五》

【按】黄金名丸者，喻药效之珍贵也。葶苈、大黄泻肺涤痰清热导滞，用之的当，肺热可清，痰滞顿消，半夏、陈皮佐之，干姜、生姜汁辅之，可缓峻荡伤正之弊，而增协同蠲痰之利。

治久患呷嗽，喉中作声，发即偃卧不得，**射干丸方**。

射干_{一两} 半夏_{汤洗十遍炒干一两一分} 干姜_{炮裂} 款冬花_{去萼焙干} 皂荚_{去皮子炙} 陈橘皮_{汤浸去白焙各一两} 百部_{焙干} 五味子_{拣净各一两一分} 细辛_{去苗叶} 贝母_{去心炒令微黄} 白茯苓_{去黑皮} 郁李仁_{汤退去皮尖双仁研如脂各一两}

右一十二味，先捣前一十一味，细罗为末，与郁李仁同研令匀，炼蜜为丸，如梧桐子大，空腹饮下七丸，稍加至十五丸，日再。

《圣济总录·卷第六十五》

【按】《圣济》曰："呷嗽者，咳而胸中多痰，结于喉间，与气相击，随其呼吸，呀呷有声"，与本证"偃卧不得"相合，即哮喘为病。本方侧重在化痰，痰去则肺气顺，而呷嗽自缓。射干、半夏、款冬、皂荚、陈皮、五味、贝母、郁李俱各擅其用而消化痰阻也。

治三十年呷嗽，**莨菪子散方**。

莨菪子_{新者} 木香 雄黄_{无石者研各半两}

右三味，先捣前二味，细罗为散，与雄黄同研令匀，用青纸一张，先以羊脂涂，次以散药，再渗脂上，卷裹之，早晨，空腹烧令烟出，吸十咽，日三度。

《圣济总录·卷第六十五》

【按】此方为吸入剂，近千年前已有此剂型，可谓晚近西医临床常用之麻黄素、色苷酸钠、肾上腺素等诸吸入剂之先驱。莨菪有扩张平滑肌痉挛作用，已得到今日科学之证明，可证当时用药选方之精准，难能可贵之极。木香、雄黄乃香料药，莨菪之诱导药也。

治肺嗽，**莱菔丸**方。

莱菔子半升淘择焙干炒黄

右一味，捣罗为末，以沙糖丸如弹子大，绵裹含化。

《圣济总录·卷第六十五》

【按】宋代颇重视莱菔子治嗽，取其化痰消滞之效，此为丸方，《圣济》另有莱菔子煎方，亦治外感肺嗽，虽极寻常，一味验方，辄收意外之效，未容忽视。

治肺嗽痰唾，**玉液散**方。

半夏二两大者净洗去脐　　皂荚二十挺去皮子剉水一斗同半夏煮至五升取出半夏薄切焙干

右只取半夏，捣罗为散，每服半钱匕，水一盏，生姜一片，煎至四分，食后温服。

《圣济总录·卷第六十五》

【按】玉液喻效同琼浆玉液，止半夏、皂荚两味，治寻常肺嗽咳痰，而总以大便偏结者为宜，否则有增泄之忧。《圣济》另有半夏丸（半夏、皂荚、生姜汁），即本方以生姜汁炼蜜和丸，亦治咳嗽喘急，膈痰结实。皂荚之用，当渊源自仲景。

治三十年，咳嗽上气，**香豉丸**方。

豉炒令香半两　　细辛去苗叶一两　　紫菀去苗二两　　吴茱萸汤洗焙干炒　　甘草炙剉　　杏仁去皮尖双仁炒研如脂各一两

右六味，除杏仁外，捣罗为末，与杏仁同研令匀，炼蜜为丸，如梧桐子大，每服三丸，含化，日四五服。

《圣济总录·卷第六十六》

【按】三十年咳喘痰嗽宿疾，治以香豉透发，而又非新感外邪引发者，颇令人费解。案古人于咳痰上气病证有痰澼窠臼之说，

《普济本事方》曾有载述，譬体内有贮痰之澼囊，伏饮阻滞而致上气久不愈者，或攻涤之，或发越之，皆除其邪积也。本方香豉丸发越邪积，与疗新邪客肺之不同者，不与汤剂宣荡之，取丸以缓图，令邪气徐徐从肌腠透出，热汤送下，取微汗乃吉，非潜移默化不为功也。

晚近临床持葱豉发汗解肌，原本《肘后》，而唐宋则藉以治咳喘，亦当时学验积累，除本方外，《圣济》所见，尚有胶豉汤（牛皮胶、人参、豉汁、葱白）、饴糖煎方（饴糖、干姜、豉）、伏龙肝丸（伏龙肝、豉、蜜、米饮）等，俱参入豆豉，以发越积邪，与《金匮》下利年月日复至，用备急丸旨相类，虽汗、下有异，皆邪不尽故也，此在肺而宜宣，彼在肠而宜攻，为邪积之不同处置也。

治积年上气咳嗽，不得卧，**郁李仁煎**方。

郁李仁_{去皮尖双仁一两}

右一味，用水一升，研如杏酪，去滓煮令无辛气，次下酥一枣许，同煮熟放温，顿服之。

《圣济总录·卷第六十六》

【按】积年上气喘嗽，用郁李仁煎，疑已成"肺心病"而有水肿者，逐水以缓肺饮，盖肺与大肠相表里故也，然郁李仁之是否独具治嗽效验，宋方颇有载述，今临床未深入验证。

治肺气喘急，面目浮肿，**皂荚丸**方。

皂荚_{如猪牙者去黑皮涂酥炙} 防己_{各一两} 葶苈_{隔纸微炒一分}

右三味，捣罗为末，用枣肉和丸，如梧桐子大，每服十五丸至二十丸，煎桑根白皮汤下，不拘时。

《圣济总录·卷第六十六》

【按】《圣济》皂荚组方极多，足证其涤痰下气之效，而目前临床则罕用，值得借鉴。本方治喘急而面目浮肿者，以防己、葶苈、桑皮泻肺利水。咳喘致肿者，已属痼疾深重，挽回非易。古人因咳为肿，实肺部阻塞而致下肢回流受阻，故见下肢水肿，惟间有久病卧床喘急者，下肢不肿，而肿在腰骶，以腰骶为卧床时之最低部位故也，古时医者不便体检，未能明察，而肺气喘急，由下而上而致面目浮肿者，已大抵挽回无术，苟延时日而已。

治上气喘急，**诃黎勒汤**方。

诃黎勒皮_{半两} 五味子_{炒一两} 麻黄_{去根节} 杏仁_{汤浸去皮尖双仁炒各半两}
甘草_{炙剉一分}

右五味，粗捣筛，每服二钱匕，水一盏，入生姜三片，煎至六分，去滓热服，不计时候。

《圣济总录·卷第六十七》

【按】诃子、五味子收敛，麻黄、杏仁宣发，助气道之开合也，俾开合有致，则喘急自缓、上气自平耳。

治伤寒咳嗽，**五味子饮**方。

五味子_炒 麻黄_{去根节汤煮掠去沫焙} 阿胶_{炙燥} 陈橘皮_{汤浸去白焙各一两}
甘草_{炙剉} 杏仁_{汤浸去皮尖双仁炒各半两}

右六味，粗捣筛，每服三钱匕，水一盏，入生姜三片，同煎至六分，去滓温服，不拘时候。

《圣济总录·卷第二十四》

【按】本方实即《圣惠》阿胶汤，《圣济》易称五味子饮，皆治伤寒咳嗽，《圣济》重出，以其效验真切故，究其组方，则阿胶与麻黄合剂，枘凿不合，金元以后绝少其用，今日观之似奇谈怪论矣。余懑《方解别录》云："元明以来，法遂淆乱，而用药者专尚偏寒、偏热、偏攻、偏补之剂，不知寒热并进，攻补兼投，正是无上之神妙处，后世医家未解其所以然，反谓繁杂而不足法。"言中肯綮，唐宋方治，妙在驳杂，攻补宣涩，寒热温凉，择宜而施，有是等症，即用是等药，药能切症，功效自显，此宋前后用药之不同格局。阿胶而能治嗽，名方清燥救肺汤之先绪也，惟本方治寒嗽，而救肺汤治秋燥为嗽，阿胶润肺同之，本方麻黄辛温，清燥救肺汤膏、桑寒凉，同中有异耳。

治肺气喘急，坐卧不得，**鸡膍胵丸**方。

鸡膍胵_{二七枚洗焙} 半夏_{一分汤洗去滑七遍} 牵牛子_{半两瓦上煿令焦} 甜葶苈_{半两炒} 砒霜_{半分细研每夜露至七宿收于床下} 铅丹_{治如砒霜法半两}

右六味，细捣研为末，用炊枣肉和丸，如绿豆大，丹砂为衣，食后临卧葱与腊茶汤，下七丸，甚者加至十丸。

《圣济总录·卷第四十八》

【按】鸡膍胫俗呼鸡内金，肫内皮黄之故，历来主治酒积泄痢，今《圣济》恃治喘急且为主药，谅取其消饮、化痰滞之效，可资临床参考，与牵牛、葶苈合用，更擅逐饮下气平喘之用。案宋前医方，砒不入药，苏颂所谓"古方并不入药，惟烧炼丹石家用之"，殆魏晋服散遗风所及，迨宋渐次药用，寇宗奭藉"治癖积气"，"除齁喘积痢"，许叔微《本事方》紫金丹砒、豉合用，盖豉发越邪气而解砒毒也，而李时珍谓砒有"劫病立地之效"，洵不可等闲视之，本方用量极小，又冠以内金为主，合诸化痰逐饮之品，想更小其毒而彰其用也。

葶苈丸方

葶苈子隔纸炒半两　铅丹细研　砒霜夜间露七夜收研细　半夏汤洗七遍去滑焙　羌活去芦头　杏仁去皮尖双仁炒　马兜铃各一分

右七味，除砒霜铅丹外，捣罗为末，研令极细，枣肉丸如绿豆大，丹砂为衣，食后葱茶汤下三丸，气实者加至五七丸。

《圣济总录·卷第四十八》

【按】砒、铅俱毒，结合葶苈、半夏、兜铃、羌活、杏仁泻肺下气化痰宣邪，是古人博采众方，殚思竭虑之制喘方治，值得今人借鉴，亦许叔微《普济本事方》紫金丹（信砒、豆豉）之先驱，足证砒之治哮非止许氏所谓源自某僧人，而滥觞于北宋学验也。

治肺虚短气，咳嗽唾脓血，不得卧，**人参汤**方。

人参　桂去粗皮各二两　阿胶炙令燥　紫菀去苗土各一两　桑根白皮剉炒八两　熟干地黄切炒四两

右六味，粗捣筛，每服五钱匕，水一盏半，生姜一枣大拍碎，饴糖一枣大，煎至八分，去滓温服，日三夜一。

《圣济总录·卷第四十八》

【按】人参、地黄补气纳肾，阿胶益精止血，藉三味敛固凋残之元气；桑皮泻肺，紫菀治嗽，平上逆之肺气。桂幹旋其中，助参、地、胶温摄，佐桑、菀散越而宁血络。晚近血证忌用桂，而《千金》载单味桂专治血证，盖取温摄，颇为识家关注而历来实验缺如。

治肺虚喘咳少气，**补肺丸方**。

钟乳粉 人参 白石英_{各半两} 阿胶_{炙令燥} 五味子_{各一两} 甘草_{炙剉}三钱 细辛_{去苗叶二钱}

右七味，捣研为末，面糊丸如梧桐子大，每服十五丸至二十丸，甘草汤下。

《圣济总录·卷第四十八》

【按】唐代已习用石药补肺治嗽，钟乳、石英等《外台》颇多见之，宋则承其余绪，如本方补肺丸以钟乳为主治虚喘少气，实已越出补肺范围，益肾壮阳纳气为治，佐人参、阿胶、石英、五味，固本摄纳，使以细辛，发越肺肾间邪气。

附1 以史为鉴 可知兴替

潘华信

客观地研究医史沿革，评估历史之功过得失，不仅出诸了解过去之需要，更重要的在于启迪未来，为振兴中医学提供借鉴。笔者不揣谫陋，就数千年中医学术史之轨迹，将医史大致分为六个时期，并陈管见如下。

奠基期——秦汉

中医学的理论基础是在古代哲学思想的渗透下形成的，故具有东方独特的思维模式结构，这种思维模式与临床实践经验的有机结合，乃中医学之基础。

作为探索宇宙起源、物类衍化的阴阳、五行、精气神学说，早已盛行于先秦，浸淫及于医学，遂为中医学之理论支柱。完成于战国至汉被称作"医家之宗"的《黄帝内经》的问世，标志着中医学基础理论框架的确立。然而医学毕竟属于自然科学的范畴，以实际疗效为衡量依据。东汉末年张仲景《伤寒杂病论》的诞生，奠定了辨证论治的中医学体系，也体现了这一客观规律。

此外，本草学的典范《神农本草经》、方剂学的先驱《五十二病方》，事实上都是秦汉以前无数医家的治病经验结晶，一起注入了中医理论的基础。

繁衍期——魏晋南北朝隋

魏晋南北朝至隋的四百年间，医学空前繁荣和发展，它依托于奠基期的辉煌成就，立足于医疗实践经验的积累与总结，使原先的医学框架得到了充实和扩展，把中医学发展成为一门博大精深的实用之学。

理论方面，如皇甫谧融贯《内经》、《明堂孔穴针灸治要》诸书精义，撰成现存最早的针灸学专著《甲乙经》。王叔和汲取《内经》、扁鹊、仲景、华佗各家精华，结合自己心得，撰成现存最早的脉学专著《脉经》。巢元方主持编撰《诸病源候论》，发皇古义，条理新知，成为医学史上第一部病理、证候学专著。他如全元起之《内经训解》，杨上善之《黄帝内经太素》，虽皆次注《内经》、《伤寒论》之后，促进了中医学理论的发展，对后世医学产生了巨大影响。

实践方面则表现为医方的大量涌现，如葛洪《玉函方》、范汪《东阳方》、陈延之《小品方》、褚澄《杂药方》、姚僧垣《集验方》、谢士泰《删繁方》，以及《四海类聚方》等，今书亡而名存者，数犹可以百计，类皆临床卓有成效之记录，且大多驰骋仲景藩篱之外，故弥足珍贵。宋·孙兆在校正《外台秘要序》中称："古之如张仲景、《集验》、《小品方》，最为名家"。可见宋以前之医学，非独尊仲景而罢黜诸家。此外，值得一提的是隋代的《四海类聚方》，仅卷帙就有二千六百之多，规模之宏大，堪称历古医方之最，惜乎亡佚不传，然不能因此而忽略其业绩也。

鼎盛期——唐宋

经隋入唐，医学由繁衍而臻鼎盛，这是全面总结唐以前医学而加以发展的必然结果。中医学百科框架的完整确立及治病方法的精粹备集，乃其主要表现。

张仲景《伤寒杂病论》建立了辨证论治的体系，但限于历史条件，远未能完成确立医学百科框架的使命。由晋入唐，医家的实践经验大量积累，于是孙思邈"集九代之精华"，而"成千秋之巨制"——《千金方》。莫文泉认为徒恃《伤寒论》一书，"不足与治杂病，则《千金》尚焉。孙氏亦推本仲景，而其论证之精详，用药之变化，杂病之明备，数倍于仲景书……自墨守者以为《金匮》为治一切杂病之宗，而《千金》遂斥为僻书，无惑乎学术隘而治法阙矣"（《研经言》）。这是一个客观公允的评价，值得深思和研索。稍后则有博采众美，集唐以前方药大成的《外台秘要》问世，在《千金方》的基础上更迈进了一大步。

从《千金》、《外台》所反映出的医学百科框架来看，治病崇实、不务玄理已成为整个时代的基本学术特点。须要说明的是，治病崇实不等于"轻理论"，只有崇实才能产生真正的理论，而真正的理论必然是实践的升华。后世所用的各种治法，肇端于此时者实非少数。就外感温热证治而言，或称刘完素为开山，至叶桂、薛雪、吴瑭、王士雄为鼎盛，其实他们擅长使用之清热、养阴、辛凉解表、攻下、凉血、化瘀、镇痉、熄风、开窍诸大法，唐时均已完备，方法之众多、应用之灵活，较之清代有过之而无不及，其中唯化湿一法，较为欠缺而已。又如中风论治，孙思邈已主张用竹沥汤、荆沥汤等清热涤痰为先，俟痰豁神苏之后，再予羚羊、石膏、黄芩等熄风清热之品，实为后世主心火、痰热、肝风论治之嚆矢。又如血证强调消瘀止血，用生大黄、生地汁等，无不疗效确切，历验不爽。诸如此类，不胜枚举。总之，当时已蓄聚了中医学治病的精华，具体则反映在《千金》、《外台》两书之中，后世好学深思之士每籍以为奇法之渊薮，盖高过金元后诸子许多耳。

宋代医学大抵因循旧制，属唐之延伸。校正医书局精心整理《素问》、《伤寒论》、《金匮》、《甲乙经》、《脉经》、《诸病源候论》、《千金》、《外台》等宋以前之重要医学文献，使之绵延勿替，乃"唐人之守先传后"（《研经言》）治学风气的继续。本草亦然。北宋朝廷官修《开宝详定本草》、《开宝重定本草》、《嘉祐补注神农本草》、《图经本草》等，体例本诸《新修本草》，唯随时代进步，稍增数味新药而已，与金元后新撰本草主归经诸说者，大相径庭。综合性医著中之《太平圣惠方》与《圣济总录》，乃继《千金》、《外台》后之大型医学百科全书。后世或诟病宋人专嗜香燥、金石，其实乃攻其一点，不及其余，置宋人好用清热、养阴药于不顾，如治温之刻刻注意护养阴津，广泛选用生地汁、麦冬汁、葛根汁、生藕汁、百合汁、知母、花粉、石斛、玉竹之类，堪称独擅胜场，远非金元诸子所能望其项背。其书俱在，足可征信。

唐宋大型医书贵在全备，不免卷帙浩繁，检阅困难，故删繁就简成了宋代医学改革趋势之一。《太医局方》、《和剂局方》是官方在这方面的尝试，而《三因方》、《本事方》、《济生方》、《易简方》等则为私家的实践产物。其中尤以王硕的《易简方》最有代表性，此书把医方压缩到三十种常见急重证的主治方药，在当时盛行天下，俨然取代诸家而为医方之宗，故有"自《易简方》行，而四大方废……至《局方》亦废……故《易简方》者，近世名医之薮也"（《须溪记钞济庵记》）之说。尽管《局方》、《易简》等不能代表宋代医学的成就，然而盛极一时，影响亦不能说不大。其冲击力量，使唐宋崇尚大型方书之风终于走向式微。

嬗变期——金元

金元是一个医学更新、嬗变的重要历史时期。其主要成就是深化了医学理论的专题研究，并把这些专题研究与时代医疗实践密切地结合起来，刘完素、张子和、李杲、朱震亨四家的学说乃主要代表。他们各树一帜，自成体系，闪耀着革故鼎新的时代气息，与唐宋强调兼收并蓄的传统医学模式出现了显著差别，故有人称此为"新学肇兴"时期。

代表着当时医学主流的刘、张、李、朱四家，理论上从前人的五脏寒热虚实研讨，归结到心火、邪结、阴火、相火等机理上来，实践上，也另创新方以适应其学说。四家之说虽各执一偏，然而深化了医学理论研究，有效地指导着临床实践，这是他们的辉煌成就处。问题的另一面是他们研究的只是医学总体中的一个局部，属于某一侧面的专题发挥，适宜于某种特定的条件，乃一时一事一地之学，而非医学之完整则显而易见。事实上四家的临床实例说明，并非囿于自创之新说，寒温攻补，随证而施，无所偏执，足证他们的学说都为纠偏补弊、拾遗补缺而设。四家之书与《千金》、《外台》、《圣惠》、《圣济》不能等量齐观，其理由即在于此。四家学说以之发微、充实则可，以之替代则不免以偏概全，黄钟毁弃，这是一个值得深思的问题。

门户期——明

明代医学因循金元诸子之说，或株守一家，排斥其他，或矫枉过正，意气偏激，深深陷入门户之见的旋涡中，不能自拔。诚如徐大椿所说："元时号称极盛，各立门庭，徒骋私见；迨乎有明，蹈袭元之绪余而已"(《医学源流论》)。

金元诸子之新说既盛行于明，其中尤以李杲与朱震亨两家更受推崇，当时不少名医皆以为矜式，而拘泥于其说，遂使专题之学益趋偏仄呆板，徒事水火寒温之争，而于医学之发展毫无裨益。偏向滋阴者，如王纶宗朱震亨而习用苦寒，缪希雍取法唐宋而从事甘寒；偏向扶阳者，如汪机之私淑李杲而动辄参、芪，张介宾之注重精血而专恃熟地。至使古法濒于失传，张琦说得好："自唐以降，其道日衰，渐变古制，以矜新创……门户既分，歧途错出，纷纭扰乱，以至于今，而古法荡然矣"(《四圣心源序》)。明代诸家在水火寒温之争中，恣引阴阳、太极、卦爻之类为据，医学几演变为理学之附庸，从根本上离开了唐宋医学崇实的道路。唐宗海称"唐宋以后，医学多伪"(《中西汇通医经精义》)。虽言词偏激，而实有至理。

明代医学之卓有建树者，亦唐宋余波所及。如李时珍所撰之《本草纲目》，"搜辑百氏，访采四方"，属博采众美之结晶，与门户之学无涉；王肯堂所撰之《证治准绳》，"搜罗赅备，分析详明"，乃奄有众长之杰构，亦越出门户之限，其所以成功之主要因素，则在于上继唐宋而泯门户之见。

折衷期——清

门户之弊，至清益显，随着朴学的兴起，理学日趋式微，治学崇经复古之风大盛，于是医界出现了一种折衷倾向，即兼采历代名家学验，贯通调和，无所偏主的医学潮流，旨在纠正明代的门户之偏，而促进医学之发展。

徐大椿主张凡业医者必须越出金、元、明樊篱，"上追《灵》、《素》根源，下沿汉唐支脉"(《慎疾刍言》)，博览古籍，兼备折衷。莫文泉则竭力推崇唐代医学、尊奉《千金》为杂病治法之宗，对金元后诸家之说取聊备一格的态度，"不必概屏之以自隘也"(《研经言》)，也是一种折衷倾向。当时医家之提倡复古，其实仅仅是一种手段，其目的则仍在于兼备以折衷。以清代最辉煌的温病学说而言，实质上也是一种折衷，一种汇粹历代医家学术精华之大折衷。如《温病条辨》一书，即体现了寒温折衷和古今折衷。此书虽论温病，但并不排斥伤寒，温病论治羽翼伤寒，伤寒证治折衷温病，擅长使用石膏是其所长，出奇制胜藉桂枝更令人击节赞叹。又如晚近学者所称之中西汇通学派，则更是古今中外医学的大折衷。

叶桂是倡导临床医学折衷的巨擘，根柢汉唐，折衷元明，荟萃众长，变化灵活，故"大江南北言医，辄以桂为宗"(《清史稿》)。叶氏既出，门户之学遂退，折衷倾向从此奠定了主导地位，独领风骚数百年，迄未稍衰。后此诸家，无非推波助澜而已。

综观清代医学之折衷倾向，纠正了元明以还的门户之偏，使唐宋医学在一定程度上得以延续和弘扬，从而保证了中医学术的嬗递

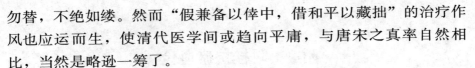

勿替，不绝如缕。然而"假兼备以侔中，借和平以藏拙"的治疗作风也应运而生，使清代医学间或趋向平庸，与唐宋之真率自然相比，当然是略逊一筹了。

（刊登于《浙江中医杂志》1991年第26卷第12期）

附 2　附桂抗瘀血论

潘华信

【编者按】"奇文共欣赏，疑义相与析"。本文提出附子、肉桂抗瘀血的独特观点，言之有据，非空穴来风，值得学术界重视。文章又指出晚近中医界在继承方面，有"递相祖述，沿流忘源"的倾向，淡化了对唐宋医学的研究，辨证论治侧重在"体"，忽视了"病"；金、元前附子、肉桂主治在化瘀治病，明清后偏重在温阳益体。这些观点与当前主流认识颇相径庭，对于学术上的不同之见，通过论争，将有利于促进学术之发展。

金元时期是整个中医学发展史上古今医学格局之分水岭。张（洁古）李（杲）王（好古）朱（震亨）等的医学观点和思维模式对明、清、民国直至今日医界，产生有不可磨灭的烙印和影响。历史嬗移，物理潜更，在对附子、肉桂的认识应用问题上，金元前后的变化可视为其中的一个缩影。窃以为突破因循，释缚脱艰，逾越金元，恢复汉唐旧观，化古创新，开拓未来，是时代赋予我们的重任。乃不揣鄙陋，陈述如次。

1. 附子、肉桂两大功效

宋前本草，如《本经》、《别录》、《集注》、《药性论》、《日华子本草》等，对附子（简称附）、肉桂（简称桂）的认识和应用可归纳为两大要点：一则逐寒温阳；二则破瘀通血。且侧重于后者。如《本经》称附子"主风寒咳逆邪气，温中、金创，破癥坚积聚、血瘕，寒湿踒躄，拘挛膝痛，不能行走"[1]。《别录》称"疗脚疼冷弱，腰脊风寒，心腹冷痛，霍乱转筋，下利赤白，坚肌骨，强阴，又堕胎"[1]。前者"破癥坚积聚、血瘕"，后者"堕胎"，破瘀通血的作用可谓一目了然，历来中医有言必据经的优良传统，为什么我们唯独对《本经》、《别录》这些精要的论述，数百年来视而不见、听而不闻呢?! 肉桂亦然，《本经》"主上气咳逆，结气、喉痹，吐吸，利关节，补中益气"[1]。《别录》则补充治"心痛、胁风、胁痛，温筋通脉，止烦出汗"[1]。且"能堕胎，坚骨节，通血脉"[1]。《药性论》："主治九种心痛，杀三虫，主破血，通利月闭"[2]。《日华子本草》

"破痃癖癥瘕，消瘀血，治风痹骨节挛缩，续筋骨，长肌肉"[2]。同样说明，它主治瘀血痹阻诸症。前贤书在，论理清晰，是我们所无法回避的。

金、元战乱，非复唐宋盛世。在兵灾、劳役、饥馑、游离、哀伤的煎迫下，民病中气不足内伤虚劳的矛盾突出了，习用甘温补益成了理所当然，对古本草附子、肉桂温破两大功能的认识上出现了微妙的变化，由其前的侧重于破血，转移为倾向于温阳，如温补派圭臬张洁古称道附子的主要功能为"去脏腑之沉寒""补助阳气不足"[3]，王好古承其后，概括肉桂是"补命门不足，益火消阴"[2]，在潜移默化中成为了事实上的误导，明、清医界奉温补脾胃说王道之法，无不沿从其后，温阳散寒遂成了附、桂的代名词，如《本草备要》"（附）补肾命火，逐风寒湿"[2]；《本草从新》："（附子）主一切沉寒痼冷之证"[4]。这固然是出诸时代之需，不幸的是汉、唐宝贵的学验被湮没了，破瘀血之论遂罕闻于世。

当然，有识的医家也曾蜻蜓点水似地提到附子、肉桂破血的功效，如《本草纲目》："又桂性辛散，能通子宫而破血，故《别录》言其堕胎"[2]。（案据今尚志钧《唐·新修本草》辑复本，《别录》谓附"堕胎"，又谓桂亦"能堕胎"，惟《本经》无桂，惟菌桂、牡桂两种，《别录》补充桂，《纲目》言《别录》所谓桂能堕胎，非指《本草》菌、牡，乃吴普、李当之衍申之桂，后世牡桂、桂合并其性用，统称为桂，而菌桂则废置耳。）张景岳《本草正》也有相类说法，不过明专主温阳散寒的普遍认为也不可更易了。延绵至今，1978 年全国十一所中医学院集体编写、人民卫生出版社出版的《简明中医辞典》明确地总结归纳了附子、肉桂的适应证：（附子）①亡阳，②脾胃虚寒，③肾阳不足，④风寒湿痹[5]；（肉桂）①肾阳不足，②胃腹冷痛，③妇女冲任虚寒，④阴疽[5]。只字未提及破瘀要旨，令古意茫然，可证汉唐遗绪在晚近中医学术界已淡漠到了何种程度！

然而，柳暗花明的是，近代实验室对桂、附研究的结果，却有力地支持了古代医家的观点。如有认为"肉桂甲醇提取物、桂皮醛能抑制血小板凝集，抗凝血酶（thrombin）作用"[6]。更有指出它能使"冠状动脉和脑动脉灌注压相应提高，促进心肌侧支循环开放，从而改变其血液供应，对心肌有保护作用"[6]。又证实"附子注射液可显著提高小鼠耐缺氧能力，拮抗垂体后叶素所致大鼠心肌缺血缺氧及心律失常，减少麻醉开胸犬的急性心肌缺血性损伤。附子这一作用与其降低心肌耗氧量、增加缺血心肌供血供氧有关"[6]。客观地说，用现代科学的工具来研究中草药，尚"路漫漫其修远兮"，然而上述初步结论，却已为古本草附、桂的所谓"破癥坚积聚""通血脉""主治心痛"等结论，提供了使人信服的注解及令人兴奋的昭示。

2. 历古治疗大证用附子、肉桂

古方治大证常用附、桂。大证此处主要指中风、心腹痛、胸痹、历节、癥瘕等。以仲景方言，略举四例说明之：如"病历节，不可屈伸，疼痛，乌头汤主之。麻黄、芍药、黄芪、甘草、乌头、蜜"[7]；"胸痹缓急者，薏苡附子散主之。薏苡仁、附子"[7]；"心痛彻背，背痛彻心，乌头赤石脂丸主之。乌头、蜀椒、干姜、附子、赤石脂"[7]；"肠痈之为病，其身甲错，腹皮急，按之濡，如肿状，腹无积聚，身无热，脉数，此为肠内有痈脓，薏苡附子败酱散主之。薏苡仁、附子、败酱草"[7]。四方俱用附子，学术界历来认为上述病证的癥结是寒结，故藉辛热峻烈的乌头、附子来开逐。玩味仲景本意，却未必如斯，首先仲景以病为前提，即"病历节""胸痹""肠痈"，在这个前提下，历节出现不可屈伸、疼痛，胸痹呈现心痛彻背、背痛彻心，就可概投以乌头，阳虚寒凝者可用，阴虚火旺的也可以用，笔者认为古代也有阴虚火旺体质的患者，我们不能文过饰非，为了适应习俗附、桂专主逐寒的偏狭之见，把仲景睿智深奥的旨趣统统简单化地贴上了"寒结"的标签，把千千万万个病历节、病胸痹的阴虚火旺患者排斥在仲景妙方之外。其实历节、胸痹两病在今日临床上阴水不足、内热炽盛的患者很多，如类风湿关节炎关节红肿、畸形、剧痛，舌红，脉数；又如冠心病心绞痛频发而形色黧暗、苔黄腻、脉弦实者等俱是。案《临证指南医案·痹证门》以川乌、桂枝合羚羊角、石膏者甚多，乌头、肉桂逐瘀，羚羊角、石膏泄热，盖羚法仲景，变化思邈，立法门为痹证之阴虚火旺者治耳，奈天士无暇缕述，后人不识，以为炫奇，遂曲高和寡。世殊虽然人异，但人体的阴虚、阳虚、气虚、血虚、五脏之虚古今都是客观存在的，没有差异的，不变的，所变异者不过称谓而已，而名者实之宾，循名责实则应是我们今日学者所责无旁贷的基本治学态度，遥想仲景当年，是断断不会弃治阴虚火炎体质的患者。其次，来看仲景治肠痈，主以薏苡附子败酱散，其病证是"肠内有痈脓"，明明热毒瘀结而用附子，显然仲景另有深意所寓，非寻常散寒可以敷衍及附会。再次，历节、胸痹、肠痈三病呈一个病机共性，即癥结在瘀，历节是络瘀关节，胸痹是心脉瘀痹，肠痈是脓成瘀结，藉乌、附之辛雄峻烈，开瘀散结，疏通血络，主题是除病为先，逐瘀为急，体现了《内经》"伏其所主，先其所因"的宗旨，"陈莝去而肠胃洁，癥瘕尽而营卫昌"，也是宋前古法治病偏重祛邪的特点所在。而相关教材（《金匮要略释义》上海科学技术出版社）认定上述病证如胸痹心痛是"阴寒痼结所致"，故用乌头"峻逐阴邪"，不免离仲景本意太远，且让历古千千万万个阴虚火旺体质者坐失生机。

不难发现，仲景上述四方证中附子的用意，与《本经》、《别录》等有关逐瘀通血的论述和现代实验室的相关研究若合符节，如出一辙，如果清醒地意识到这一点，对我们是有警示作用的。我们勤求古训，其实不古，递相祖述，沿流忘源，只是蹈袭明清而已；我们主张中医药现代化，其实不今，现代实验室的结论明摆在这里，我们置若罔闻，仍专在寒结上下功夫！

仲景方外，古代对大证之一中风的治疗也发人深思，宋前治风主以大、小续命诸汤，其方皆以麻黄（简称麻）、附子、肉桂为主要组成药物，藉辛以宣通表里、舒畅络隧、行血破瘀，恢复人体受损组织之血液供应，针对的是中风之病，盖除病耳；宋后刘、李、朱各张一说，或主心火，或主气虚，或主痰热，侧重在体，盖益体耳（有关形、体说，可参阅《景岳全书》治形论、《临证指南医案》益体说）。金元前后两说，千古混淆，糅杂一体，遂生真中、类中之别，洵有明王安道妄生曲说焉。值得注意的是，古方麻、附、桂辛味开发，宣通血络以治疗中风，与晚近西医临床用阿司匹林抗血小板聚集，预防、治疗"脑梗"与"心梗"，有异曲同工之趣，服膺阿司匹林之抗凝血，不信先贤麻、桂、附辈之通血络，言重一点，岂不是数典忘祖！（参见《浙江中医杂志》2001 年第 12 期拙文《古方续命汤治风本义探析》）

限于篇幅，下面只能略举仲景后宋元前医家用附、桂治大证的点滴内容，以资说明。如《肘后方》疗常患心痛，用乌头丸（乌头、川椒、干姜、桂心）[8]；《范汪方》疗腰有血，痛不可忍者，用单味桂心[8]；《张文仲》葛氏疗卒腰痛，不可俯仰方，用桂心、牡丹皮、附子[8]；《必效方》练中丸，主癖虚热，两胁下癖痛，用大黄、朴硝、芍药、桂心[8]；《广济》疗腹中痃气癖硬，两胁脐下硬如石，按之痛，用鳖甲丸（鳖甲、牛膝、芎劳、防葵、大黄、当归、干姜、桂心、细辛、附子、甘草、巴豆）[8]；《深师方》乌头丸治心腹积聚胀满，腹痛剧，用乌头、干姜、皂荚、菖蒲、桂心、柴胡、附子、人参、厚朴、黄连、茯苓、蜀椒、吴萸、桔梗[8]；《必效方》疗牙齿疼痛方，用防风、附子、蜀椒、莽草（口含不咽，和酒漱口）[8]；《延年方》疗心痛，茱萸丸方（吴萸、干姜、桂心、白术、人参、橘皮、椒、甘草、黄芩）[8]；《张文仲》蜀椒丸，疗胸中气满，心痛引背（蜀椒、半夏、附子）[8]；《古今录验》小草丸疗胸痹心痛（小草、桂心、蜀椒、干姜、细辛、附子）[8]等等。

大量古人治痛证学经验放在我们面前，明眼人一望而知，上述病症远非寒结两字所能概括，寒只是六淫致病因素之一，其他邪气亦可致病，亦可致痛，而各种邪气阻结致瘀，不通则痛，则是绝对的。可见附、桂的投用也并不仅仅只是散寒温阳，耐人寻味的在于不少治方中明明热象显著，依旧照样用附、桂，如上述《必效方》练中丸，症状另见"虚热"、"口干、唾涕稠黏，眼涩，头时时痛"、"大小便涩，小腹痛，热冲头"等，可谓是一派阴虚火炽之象，古人还要用肉桂，显然《必效方》针对的是病，是癖痛，是瘀血阻结，在祛邪通瘀的节眼上，《必效方》把肉桂与大黄、芍药作同等观，瘀而有热，故祛邪的同时大黄泻热、逐瘀的同时，芍药敛阴，两药并制肉桂性辛热的副作用，病体兼顾，堪称允当。

上引诸病证，有共性的病理机制，即瘀血阻结，络通痹窒，古人用附、桂的目的，主在破瘀逐血，开结通痹，非止后人所谓温阳散寒。虽然，寒瘀关系密切，寒侵易致瘀阻，如《素问·调经论》"寒独留则血凝泣，凝则脉不通"。然而当瘀结成为器质性病证后，即上升为主要矛盾，寒邪就易位为从属病机，诸多大证如中风、胸痹、癥瘕、历节等几无不如此，而附、桂散寒、破瘀两大功能俱全，在中医特定的历史传承条件下，破瘀的概念逐渐被祛寒功能所覆盖、替代，以致销声匿迹、若无其事，这个嬗变，是我们所必须清醒地意识到的。

　　笔者于上世纪 50 年代师从沪上名医严苍山，习以丁氏方治病，前后十数年，胸中略无疑滞，虽间闻川医惯投附、桂，亦并不在意。当时名老中医陈苏生系前川医祝味菊的入室弟子，擅用附、桂著称，我等待师侧，辄见陈老以附、桂起沉疴，屡屡请教，陈辞锋犀利，然当时年事已高，复以耳背，交流甚难，矧时当百废乍兴，事务剧繁，未得深究为憾，然祝、陈的附、桂弋获，使我对自己固有的观念疑窦重重。1979 年我来到上海中医学院执教，荷裘沛然先生指导，在世芸兄主持下，与各家学说教研室同仁爬罗剔抉在故纸堆中十余年，使我茅塞顿开，感悟了陈老、裘老、世芸兄擅用附、桂的妙谛，它并不局限于温阳散寒，更偏重在攻瘀逐血。我旋即突破丁氏桎梏，以附、桂主治临床瘀结大证，意想不到的是，其疗效之佳，得未曾见。如治疗"冠心"心绞痛，以瓜蒌、薤白、附子、肉桂为主药（参见《中国临床医生》2004 年 32 卷拙文《汉唐遗绪治冠心病心绞痛》），其疗效与不用附、桂者有显著差异，而且，这种佳效可以重复，经得起科学的客观验证。

　　3. 小结

　　综上所述，古人持附、桂主在逐血化瘀，主在除病，仲景《金匮》纲目为"病脉证治"，说明古人辨证论治以辨病为前提，治病则每有主药，凡大证而有瘀血者必投以附、桂，体质之辨则在其次，《千金方》、《外台秘要》、《圣惠方》、《圣济总录》皆治病之渊薮，可以为证。如果能够发覆前人，附、桂抗瘀血的观念今日得以重新确认，则我是起了顺水推舟的作用，"诸贤如木工钻眼，已至九分"，我在陈苏生、裘沛然先生启迪和教育、严世芸兄帮助下，"透此一分"的，它的意义不仅仅在于复古，更在于解答了疑义，更在于创新，为临床治疗疑难大症，开辟了一条极具希望和前景的辉煌大道。反思附、桂千古的波折，责在金元变制，诸子观念由病及体，而侧重于体，李杲主气虚，丹溪指阴虚，有明诸家，掇拾余绪，所谓辨证论治，实辨体论治耳。事实上今日之中医格局，以金、元、明、清诸家为基点，涉猎《内经》和仲景之学为归宿，删繁就简，去古已远，关键一点是把博大精深的唐宋医学排斥门外，等于把无价之宝随手抛弃，极其珍贵的医学尚实的唐宋遗风也随之泯灭，浅薄、庸俗之学盛行，江湖臆测之风日上，面对先哲基业，能不令人扼腕神伤！

越过金元，深究唐宋，是我们面前不可选择的重要任务，《千金方》、《外台秘要》、《圣惠方》、《圣济总录》四部博大精深的医典是中医学术之正宗，是中医临床的整体格局，是秦汉医学之归宿，是金元明清诸子的学术源头，是振兴中医学的康庄大道。中医学并不后继乏人，而是后继乏才，乏静心治学、奋然前行之才，"沉舟侧畔千帆过，病树前头万木春"，我坚信一定会有青年一代来披荆斩棘，继承绝学的。

参 考 文 献

[1] 唐·苏敬撰，尚志钧辑校．新修本草（辑复本）［M］．合肥：安徽科学技术出版社，1981：259，304，305.

[2] 江苏新医学院．中药大辞典［M］．上海：上海科学技术出版社，1986：892，1191.

[3] 金·张元素原著，任应秋校点．医学启源［M］．北京：人民卫生出版社，1978：178.

[4] 清·吴仪洛撰．本草从新［M］．上海：上海科学技术出版社，1958：95.

[5]《中医辞典》编辑委员会．中医辞典［M］．北京：人民卫生出版社，1979：487，309.

[6] 国家中医药管理局《中华本草》编委会．中华本草［M］．上海：上海科学技术出版社，1998：457，458，485.

[7] 湖北中医学院．金匮要略释义［M］．上海：上海科学技术出版社，1963：52，87，88，193.

[8] 唐·王焘撰，高文铸校注．外台秘要方［M］．北京：华夏出版社，1993：120，320，320，213，214，219，420，114，118，225.

（刊登于《上海中医药大学学报》2006 年第 4 期　学报编辑：李孝刚）

附3 《新民晚报·夜光杯》"灵兰剔藓"专栏中相关医学杂文（影印）

E-mail:hxg@wxjt.com.cn
24小时读者热线:962288

2011年6月18日
星期六

B5

落寞的唐代医学

潘华信

客居海外，远离故土，每生怀乡之想，此人之常情。在我则喜欢到当地唐人街转转，广东话、闽南话虽然听不懂，驻足街上乡土风物前，看看繁体汉字，也让自己寂寞的心灵得到一些抚慰和排遣。九年前当我徜徉在悉尼唐人街头时，心里曾掠上一个小疑问：为什么要称唐人街？而不叫金人街、元人街、明人街、清人街。继而一想，也就释然，这是由于唐代当时举世无双的辉煌业迹所决定了的，它的文治武功，令寰宇侧目，是我们民族的骄傲，是其他朝代所不可比拟的。

然而，在璀璨的唐文化大背景中，医学却忽然成了个例外，使人弄不明白和想不通。一位医史权威卅年前下了结论：唐宋时期只"重方药"，而"轻理论"，理论研究没有什么发展。轻飘飘的一句话，随口吐出，让一代医学遭映蒙尘。我说这好像一位巨人长着只小耳朵、小手，一望而知与整体形象不匹配，既畸形又滑稽。其实个人的学术观点，本不足奇，奇怪的在于畸形长相的非正常认识论，卅年来会集体跟进，而今成了医界铁板一块的定论，使人感叹和哀伤。于是唐代医学被冷落，被荒芜，被束之了高阁，似乎是天经地义的事了。

我的见解恰恰相反，唐代医学的基本特点就是重视医学理论研究，且硕果累累。今天中医界视作生命线的经典著作，如《内经》《伤寒论》《本草经》等，事实上都是成书和定型于唐代，经当时学者爬罗剔抉、沙里淘金地辛勤劳动，才得以垂范于今的。倘当时学者也大张旗鼓地热衷于像近代温阳派、滋阴派间论争的话，我们今天就无经可读、无法可宗了。唐人理论研究的基点是保存古医经的本来面目，令嬗递勿替，而对历史负责，个人的观点则在原文的夹注中展开。这种审慎严肃的治学态度和理论阐发形式，是我们今天研究和评价唐代医学所不可掉以轻心的。我们的医史权威，一边捧着唐代成书的医经读，一边奚落唐人轻视理论，不是得鱼忘筌、过河拆桥又是什么呢？

我们现今教科书上的方剂不过三百余首，唐《千金》则收方五千余，《外台》更逾六千，明眼人一看倍数即知多少无价之宝在历史沧桑的变故中，被后人随手抛弃了。唐代医学是一个大框架，是方剂之海洋，乃金、元、明、清诸子的学术源头，后世不少名家的所谓"发明"，大抵可在唐代医学中找出它的出处。

唐代医学貌似隐退的重要原因之一，是由于金元刘、张、李、朱四大家的崛起，因朝代更易带来的战乱和饥荒，百姓体质下降，疫病流行，于是刘河间惯用寒凉药治疗热病，李杲主张以甘药扶养元气，医学流派遂应运而生，这当然有贡献于医学发展，但归根到底它属于一时一地一事的专题研究，非医学之整体，与唐代医学的完整体系不能等量齐观。而且医学不能成派，否则便是戴上了有色眼镜，主火的只用清热药，主寒的专用温热药，糟蹋了医学，祸害及百姓，这笔账也应该算在金元四家的流弊上。

唐代医学是一座巅峰，是我国医史发展中的鼎盛期。越过金元，探索唐宋，属时代摆放在我们面前的一个重要课题。

新民网：www.xinmin.cn　24小时读者热线：962288　投稿：hxg@wxjt.com.cn　读者来信：dzlx@wxjt.com.cn

夜光杯 / 星期天夜光杯 ｜ 新民晚报

目前大学领导嘱我写"大医"两个大字，作为对上海三十位年轻的未来名医之星的祝贺和鞭策。大医必须赤诚为怀，医术精湛，这在唐孙思邈《千金方》"大医精诚"论中已经备述，我们的未来大医，更肩负着盛世伟业中继往开来的重任。躬逢盛世，这里我略述中医沿革中的一些个人观点，也供青年学者的参考。

宋前中医学曾经是一个大框架，医经如《内》《难》《伤寒杂病论》《甲乙》《脉》《病源》《本经》，早已备列，迄为中医之根柢；临床方面，自仲景方论以还，六朝繁衍，医方大量涌现，如《玉函》《东阳》《小品》《杂药》《集验》《删繁》等，今书亡而名存者，犹可数以百计，其中陶《四海类聚》，仅卷帙已有二千六百之多，裒聚之丰，可以想见。这些古方虽佚，幸唐《千金》《外台》、宋《圣惠》《圣济》，收其大概，存其十一，而宋方之总数已经逾万了。近世，其忠兄纂编《三国两晋南北朝医学总集》，可见唐前医学之概。而今天正规中医临床用方止于百数，属清代《医方集解》三百数之余绪，不说沧海遗珠，单从数字看，万数与百之比，今日医方之小框架显而可见，不得不承认的，我们能说今存百数皆珍宝，从前万计俱糟粕吗？

值得年轻学者深思。

宋前医家思维侧重在病，今书俱在，足可印证，《本经》亦然，如对附子称："主风寒咳逆邪气，温中，金疮，破癥坚积聚、血瘕。"显然破瘀逐邪为主，这在汉张仲景的临床中得到了验证，如"病历节不可屈伸、疼痛，乌头（附子）汤主之"；"胸痹缓急者，薏苡附子散主之"；"心痛彻背，背痛彻心（可理解为心梗），乌头赤

两个框架 两种思维

潘华信

石脂丸主之"；"肠痈之为病（可理解为阑尾炎）……薏苡附子败酱散主之。"四方附子，俱作逐血破瘀、疏通血络之用，通则不痛，从而来缓解急证、重证和大证，玩味其旨，与《本经》如出一辙。

宋后医界思维偏重在"体"，金元为转折，把整个医学历史洪流拦腰横截，《四库全书提要》评为"新学肇兴"时期。当时战乱频仍、沧海横流，兵燹、疫病、饿殍，哀鸿遍于大江南北，内伤发热（阴火）病十分流行，患者发热之外，中气不足的矛盾凸显了出来，于是名医李杲把视线从治病转移到治体，主张用甘补药治疗发热，所谓"甘温除大热"，补中益气汤遂而同世，名方沿用迄今。元代朱震亨发展了治体思维，认为该时

人体中湿热相火为病最多，主张滋阴降火，而擅用知柏地黄丸。李、朱两家开拓和深化了临床专题医学（阴火、相火）的研究，垂范千秋，但它们仅属一时、一地、一事之学，非医学之完整，不善学者往往承其衣钵，无限引申，双目戴上有色眼镜，凭空臆测，远离实情，深深陷入门户医学渊薮，这在有明一代尤为显著，《医学源流论》所谓："追乎有明，蹈袭元之余绪而已。"由于这种不良的门户医学倾向，被清代名医唐宗海诟病为："唐宋以后，医学多伪。"明清治体卓荦而有建树者，当推介宾与天士，前者"治形"，后者"存体"，虽折衷李、朱，但越出门户而高见远识。今天我们的思维主流是沿着金元明清的轨迹走过来的，所谓辨证论治，实舆体论治耳。除治肿瘤外，治病思维淡漠，乃医学之一偏。

一个甲子前，批判余岩等"废止中医议案"，中医重生；1956年全国启动中医高等教育，普及和发展了中医事业；改革开放卅年后的今天，深究、反思和提高的时代来到了。当现代科学不能完全解释阴阳五行、经络脏腑的实质，当我们末能贯通宋前框架、病体合治，收其实效而改观于今日临床，要说中医"规范化"，为时尚早，寄语青年学者，越出今天小框架的桎梏，把中医作为一门学问来研究。

B5　2009 年 5 月 20 日　星期三　责任编辑 贺小钢

灵兰剔薜

我为附子呼号

潘华信

有一味中药叫附子。凡稍稍留心医学的人都知道它，大热大毒、药力峻猛。《尚书》说："药弗瞑眩，厥疾弗瘳"，意思指轻描淡写而没有什么副作用的药，治不了大病的，颇有道理。与此相反，明清以来许多过用附子的医家，对附子就大抵缄而远之了。

临近《中药大辞典》指出附子的作用是："回阳补火、散寒除湿"，恰似一盆火，可温暖身体且能干赛寒雨淋透了的衣服，适宜治疗一切沉寒痼冷之疾，这包括历来医界的定论了。其实，这个观点是不全面的，在"补火"之外，它更有攻痰逐血的功能，来以前靠它来挽救重急症。金元以后由于历史的原因及众人水药的副作用，被淡化了，被变异了，时光流逝着岁月，终让附子的事实也在往往被改变得面目全非。我今天往往要谈附子攻痰，不仅又由于恋古之癖，更因为它具有其他任何药物所不可替代的实效，我二十年前治愈心病不用附子疗效不显。三十年来加用附子大多数病人的心绞痛能被缓解，疗效的大，且用量不必太大。

症儿乎都依靠它，这里不烦要言，倘使附子只是"补火"，那么古代的重急症酒一色都是因为受了"寒"？古代不怕呀有火症的人？火症的人得了重病也无药可救天能等死？显然是站不住脚的。受寒只是始病之一寒可造成疾病，不通则痛，但其他因素如暑、温、燥、火也可致病，非独干寒，古人为此都眼通通疗疗病，这是基本出发点。耐人寻味的是现代人总想室却支持了汉唐古人的观点，认为它能"减少"动物的"急性心肌缺血的扳的"。其实中西医与其都知用"补火"、"散寒"来覆盖"消瘀血"是

有悖科学的，属以偏概全的误导后学，今天我们应该有勇气把明清被颠倒了的观念重新颠倒过来，恢复旧观，面对未来，脚踏向后用力，前行才始稳当。

我据附子攻痰、是师友李文雄健的结果。"诸贤如木工伐眼，已至九分"，我在陈东生、裘沛然先生的，它才止复古、透此一分"世芸兄自进帮助飞，更在创新、为临床省急症寻得一条救极具前景的疹痰大道。"补火"只是零里看花，"消瘀"则换益放到了阳光底下，不够的，

更当移置型型做领下，坐在冷板凳上。想细细的理，作出科学的结论。当务之急则是如何相我们自己从陈相因了数百年的"补火"的怪格中解脱出来，看到山外有山，想到天外有天，这是最难的。

透视附子，正好像打开了重门深闭的唐来医学古堂中的一隔窗户。一隙微明，可以窥见紫尘限宝的约绝了，蓦语后米诺君，努力听道，"欢叹呦呼哗卧过，病树前头万木春"，应该是有希望的，故我为附子呼号。

（作者论文《附桂祛瘀血论》见2006 年四期上海中医药大学学报）

E-mail:hxg@wxjt.com.cn
24小时读者热线:962288
2009 年 11 月 6 日
星期五
B5

鲜药消亡的悲哀

潘华信

有些中药是要求保持新鲜状态的,越新鲜越有治疗效果和营养价值,像地黄、石斛、沙参、芦根、茅根等等,自古以来我们的先人靠它抢救重病和滋补身体,是祖国医药宝库中的一朵奇葩。可惜,近数十年来它似乎完成了自己的历史使命,悄无声息地退出了曾经风光过千余年的医药舞台,成了广陵散绝,人们只能从典籍中重温它留下的淡淡痕迹,在此刻大家唱和的传统国粹热中,能说不是一个悲哀吗?

不同鲜药的自身药效外,有一共性,充盈的水液能补给人体生命过程中的体液消耗,它不等同白开水,含有丰富的维生素、无机盐及营养物质,中医称为养阴生津、滋水清热。人体衰老也可看作是一个体液丢失的过程,儿童皮肤细嫩滑皙,老人则干劲皱揭,体液荣、枯在体表的反映可说一目了然,而体内脏腑又何尝不是这样呢?现今美容只着眼于手、脸的保湿,忽略了内脏的补水保养,岂不是见其外而忘其内,华其表而瘁其里,《内经》说:"年四十而阴气自半。"补给阴水能增强体质、延缓衰老,自古流传的金丹仙药,大抵属骗局,抗衰老依靠的是良好的生活方式、中药的滋养精血及鲜药的补充水液。

不论治病或养生都是离不开鲜药的。如高热不退体液消溜者,传统中医习用鲜生地、石斛、沙参、麦冬来补水清热、沃焦救焚;吐血严重而不止的病人,初唐孙思邈用大黄止血的同时,藉生地黄汁补液支持,其治病思维之科学与实效,迄仍罕其匹;秋冬干燥,慢性肺阻塞患者发病激增,其中重要原因之一是由于气道干燥,附着于气管壁的痰液被燥化,粘稠无法咳出,于是加重阻塞,也有待鲜药湿化气道……略举数例,足以说明它是中医临床须臾不可或缺的必需之品。

然而,事实是鲜药断档四十年了,药店名正言顺不再供货,医生循规蹈矩不开药方,延绵千余年的医药精华戛然而止。一边是政府的大力支持,中医热的不断深入人心,一边却是特色的消亡,中医治病手段的萎缩,正好像暖房里精心培育的花卉,在风霜雨雪的深山峻岭中艰难地能活着,而在我们的百般呵护下却枯萎死去。后人评写历史,我们当不成了千古罪人?十多年来我为之奔走呼号,始终应和者寡,正当我惶惑无助之际,彼岸的一位中医粉丝向我应诺,试种鲜药,恢复传统,一时兴奋的我,当夜就做了梦。

我乘车进了悬挂着"鲜药培植中心"招牌的大门,平坦的大道通向遥远的地平线,方圆数十公里种植着各式各样的中药。数十分钟后,车到第一厂区,宽敞洁净的车间里,工人们按动电钮,由机械臂操作,把上百斤鲜药洗净、甩干、迅速真空保湿包装;第二厂区为榨取鲜药自然汁车间,数百斤鲜药经机器压榨,自然汁循序灌注进一个个转动着的瓶子里,密封后流水线运到冷库贮藏。据说效益可观,热销海内外,一位介绍人随手打开一瓶地黄汁让我尝试……

"雄鸡一声天下白",迷梦未酣却被惊醒了,回到现实不免恋恋怅怅,但愿它不是梦里南柯,有朝一日会结想成真。

新民晚报 首席编辑：贺小钢 星期天夜光杯·**夜光杯**

旧梦客京华

潘华信

我第一次去北京，是1984年随裘沛然先生参加全国各家学说教材的编写会议，从而拜识了任应秋先生，与南京丁光迪、贵阳王祖雄老教授相为忘年知己。在会议认可了我们上海的学术观点后，与诸老登长城、游故宫，借景抒情，评击古今，互剖心腑而启迪灵思。二十八年过去了，人事已非而旧梦依依，往事一直萦回在胸间，没有忘记过。

去京也是我第一次乘飞机，坐在裘老身旁，系上安全带时，不免心跳怦怦，裘老微笑，拍拍我肩："有什么可怕的，大不了一死为快而已。"抵京后住在北京中医学院的留学生宿舍，一间朝南的大房间，两只叠铺床，与公用卫生间还有一段距离，老马识途，所以裘老随身行李中还鼓鼓囊囊塞着一只瓷尿壶。大名鼎鼎的丁老当时职称副教授，按规定只能住在我们对面一排朝北的小房间，拎着行李的他，一丝苦笑，摇了摇头。

原先忧心忡忡的是上海所持的观点与任老不同，研究各家学说我们侧重在"家"，任老注重在"派"，担心我们的观点在全国会被孤立，而且，事先已有意、无意间透出风声，倘有不同意见，二版教材当由任老个人负责。不意，几次讨论下来，丁老赞成上海的观点，王老做学问不能有霸气，三比二，我们竟成了多数派，于是"家"、"派"折衷，南北贯通，各家学说从此成了今天的模样。其实当时任老已重病缠身，会后集体去他家探望。居室简陋，水泥地，粗糙书柜，两只旧沙发靠背垫着花毛巾，任、裘各坐一只，丁、王二老和我等只能站着，任老说他身体恢复得很好，估计秋后就能正常工作。裘老接着给他把脉，开了药方。

回到学院已是中午时分，大家围坐在食堂大圆桌边等候开饭，沪、宁、黔、渝的老师都是南方人，对当时在京的伙食略持微词，可能也传到了任老耳中，为答谢大家对他关心和尽地主之宜，特地为我们加了菜，一只特大的洋种鸡，整只放在水中滚熟，仿白斩鸡，装在小面盆里端上了台，食不厌精的丁、王二老皱了皱眉，面面相觑，不知如何吃法，但见热情的高老师从厨房借来大菜刀，当场卸成十来段，又端起了一碗生酱油直统统浇了上去。

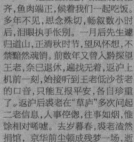

灵兰剔藓

丁老持洁癖，睡前必洗澡，与我同好，于是我俩几乎每夜必在底楼澡堂里会面，特定环境下的语言就不循规蹈矩了，先生傲骨嶙峋，谈笑中句句都是精辟的心里话，让我感动而受益。王老随和，热诚旷达，原籍江南，抗战军兴后避寇入黔。难得故乡客聚，就长住在我们宿舍谈学术、话家常、询问家乡新闻了，裘老宁波官话夹杂着他的吴侬软语腔，娓娓彻夜，迄在记忆中。次日，我随丁、王二老等登八达岭，风急天高中，徘徊在断壁颓垣间，遥岑旷野，荒烟衰草，怀想古今，我不禁吟起："千古江山，英雄无觅"，孰料丁老脱口相续："凭谁问，廉颇老矣，尚能饭否？"先生襟怀，可以知矣。

其后十年，我殷勤问候二老，往来书信频频，也请他们到上海来讲学。前几年我带韩国诸弟子去宁拜谒丁老，知先生不外出应酬，中午抵南京后，匆匆在其家附近小饭店填了肚子，进到他家，但见老先生危坐在床上，桌上碗筷整齐，鱼肉端正，候着我们一起吃饭。多年不见，思念殊切，畅叙数小时后，泪眼执手于别时。一月后先生遽归道山，正清秋时节，望风怀想，不禁黯然魂销。前数年又曾去黔探望王老，杂已退休，遍找无着，返沪上机前一刻，始接听到王老低沙苍老的口音，只能互报平安，各自珍重了。返沪后裘老在"草庐"多次问起二老信息，人事倥偬，往事如烟，惟徐相对唏嘘。去岁暮春，裘老溘然捐馆，京华前尘顿成我梦一场，逝者已矣，却以怀想与哀愁时时牵拨着仍活着的我的一颗紧弦着的心。